# 用食物战胜
# 抑郁和焦虑

U0217548

〔美〕德鲁·拉姆齐◎著　　维　他◎译

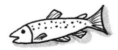

北京科学技术出版社

**郑重声明**

本书的内容仅供参考，本书作者的建议不能替代正规医院的治疗。因本书相关内容造成的直接或间接的不良影响，作者和出版社概不负责。衷心祝愿每一位患者在康复之旅中找到治愈的希望。

EAT TO BEAT DEPRESSION AND ANXIETY, Copyright © 2021 by Drew Ramsey.

Published by arrangement with HarperWave, an imprint of HarperCollins Publishers.

Simplified Chinese edition copyright © 2023 by Beijing Science and Technology Publishing Co., Ltd.

All rights reserved.

著作权合同登记号　图字：01-2022-5822

**图书在版编目（CIP）数据**

用食物战胜抑郁和焦虑 /（美）德鲁·拉姆齐著；维他译. —北京：北京科学技术出版社，2023.3（2024.6 重印）

书名原文：EAT TO BEAT DEPRESSION AND ANXIETY

ISBN 978-7-5714-2821-1

Ⅰ.①用…　Ⅱ.①德…②维…　Ⅲ.①抑郁症－食物－疗法 ②焦虑－食物疗法 Ⅳ.① R749.405

中国国家版本馆 CIP 数据核字（2023）第 011181 号

| | | |
|---|---|---|
| 策划编辑：崔晓燕 | 电　话： | 0086-10-66135495（总编室） |
| 责任编辑：吴佳慧 | | 0086-10-66113227（发行部） |
| 责任校对：贾　荣 | 网　址： | www.bkydw.cn |
| 图文制作：天露霖文化 | 印　刷： | 三河市华骏印务包装有限公司 |
| 责任印制：张　良 | 开　本： | 710 mm × 1000 mm　1/16 |
| 出 版 人：曾庆宇 | 字　数： | 201千字 |
| 出版发行：北京科学技术出版社 | 印　张： | 17.25 |
| 社　　址：北京西直门南大街16号 | 版　次： | 2023年3月第1版 |
| 邮政编码：100035 | 印　次： | 2024年6月第3次印刷 |
| ISBN 978-7-5714-2821-1 | | |

定　　价：98.00元

希望本书中专业的健康知识

能给抑郁症和焦虑症患者以及其他饱受情绪问题困扰的人带来帮助，

也希望他们能被理解、被重视。

让我们携手走出黑暗的深渊，去爱自己和这个世界！

# 中文版序

　　我从事精神科临床工作 30 多年。30 年前，来精神科门诊看病的人，一大半都是症状严重的精神分裂症患者。如今，门诊接诊的抑郁症和焦虑症患者占了大部分。这反映出大众对精神疾病的认知水平日益提高，对普通的、不太严重的精神科疾病越来越重视。

　　患者及其家属经常问我："哪些食物需要忌口？哪些食物有助于缓解病情？"忌口的食物比较好说，如酒会加重抑郁症状，咖啡、茶会加重焦虑、失眠症状，最好不喝。第二个问题却不太好回答。读完这本书后，我眼前一亮：它可以回答第二个问题。

　　中医素有药食同源之学说，亦有食疗、药膳之应用。精神医学近年也开始关注营养素与心理健康之间的关系。然而，众说纷纭，良莠不齐，辨假识真需要依据循证医学研究。

　　本书通过引用前沿的脑科学、营养精神病学和心理学等研究成果（特别是证据等级较高的循证医学研究成果），介绍了能够预防或缓解抑郁症和焦虑症的 12 种关键营养素，以及循序渐进、可操作的食疗方法，旨在帮助抑郁症和焦虑症患者改善自身症状。它既为促进心理健康提供了新途径，又满足了大众的热切需求。

虽然书中的菜肴及其烹饪方法是作者以美国饮食文化为背景提出的，我们很难完全照搬，但是瑕不掩瑜，道理相通，它们依然对我们有重要的借鉴意义。希望早日有人根据其理论，提出适合国人的菜肴和食谱。

需要说明的是，健康的生活方式（包括饮食和运动等）的确有助于促进心理健康，预防和缓解精神疾病，但是并不能完全代替心理咨询与心理治疗、药物治疗等，具体请咨询医生。

本书有助于精神疾病患者对自己的疾病拥有全新的认知，希望能给他们带来福音。精神康复之旅就好比一场马拉松比赛，希望患者最终不仅战胜精神疾病，而且比以前更快乐。

我还要呼吁全社会对患有抑郁症、焦虑症等精神疾病的人给以理解和关怀，让他们从灰色的生活中走出来，感受到温暖的阳光。

北京大学第六医院临床心理科主任医师　田成华博士

# 目　录

## 第一部分　饮食改善心理健康

# 第二部分　开启你的康复之旅

# 引　言

精神医学和人们的心理健康正面临危机。

从世界卫生组织的工作人员到皮尤研究中心的研究人员，世界各地的大多数专家都一致认为，精神卫生流行病席卷了全球。在过去的10年里，全球抑郁症和焦虑症患者的数量像滚雪球一样迅速增加，青少年和儿童的发病率增高，美国各地自杀率暴增，说这是一场悲剧都太轻描淡写了。任何一个关注社会新闻的人都会发现，美国药物滥用的问题已经到了有史以来最严重的地步，大约四个人里就有一个有心理健康问题，比如存在心境障碍或患有焦虑症。现在，你或你身边的人很可能就在与心理健康问题斗争。

从某种程度来说，这些统计数据并不令人惊讶。几年前，我们根本无法预料我们的健康会受到如此多的挑战。作为现代人，我们工作过量，压力过大，被日常生活消耗得"体无完肤"。我们吃得太多，睡得太少，久坐不动，忽略了身体健康的重要性。现代生活方式对我们的身体健康造成了严重的破坏，糖尿病、癌症和心脏病等疾病的发病率激增。这种生活方式也极大地影响了我们的心理健康——越来越多的人每天精力不济，对生活不抱希望，过度忧虑。我们成为智能手机等移动电子设备的奴隶，花了太多的时间在网络上与陌生人打交道，反而忽略了与我们最亲近的人建立紧密的联系。所有的因素叠加在一起，日积月累，导致我们的心理健康出现了问题，很多人甚至患上了心理疾病。

这场与心理健康问题的斗争还在持续。无论是患者、家属还是医生，都需要掌握一些有效、可执行的方法和手段，才能赢得这场斗争。在过去的几十年里，精神病学界已经对可能导致抑郁和焦虑水平变化的生物学因素有了深入的了解。但最新的科学研究告诉我们，对抗抑郁症和焦虑症最有效的"良药"之一（也是未被充分研究的手段），竟然是我们的日常饮食！

## ◎ 拼图缺失的部分

虽然我现在专攻营养精神病学，但我从前并不知道食物对大脑健康如此重要。

作为一名专门治疗心境障碍和焦虑症的精神科执业医师，我需要检查和评估患者的完整病史，从而彻底了解他们的心理健康状况。这方面的工作让我明白了人的身心健康是紧密联系的，比如甲状腺疾病等生理疾病往往会对一个人的情绪产生很大的影响。在初次问诊时，精神科医生会向患者询问许多问题（有些问题甚至出乎患者的意料），尽可能地收集所需的信息，以便了解患者情绪低落或越来越焦虑的根源。我刚开始工作时就学到了很多，知道询问患者的完整病史、家庭背景以及工作和生活中的遭遇的重要性。

但是，从来没有人告诉我还要了解他们的日常饮食。

其实当时我就感到有点儿奇怪了。这大概与我的生活经历有关。在 20 世纪 70 年代后期，也就是我 5 岁的时候，我的父母将我们家从纽约长岛搬到了印第安纳州克劳福德县。在那里，他们开始经营一座占地约 50 公顷的农场，种植各种各样的水果、蔬菜（包括绿叶蔬菜、豆类和芳香植物等）。现在，我和妻子、孩子、父母住在这座农场里。我工作日在位于纽约市的诊所上班，周末就和孩子一起在田地里忙活，与他们共同见证作物从种子成长为营养丰富的食物的奇妙过程。我小时候虽然还没有完全意识到新鲜食物的重要性，但我多多少少意识到，当我吃新鲜的全食物时，我的身体、心灵和精神都感觉更好。

多年后，我成为美国印第安纳大学的一名医学生。如果用一句话来总结我当时对营养学的认识，那就是"肉类和乳品不利于身体健康，蔬菜有益于身体健康"。之后的很多年，对于什么样的饮食是健康的饮食，我的看法没有太大的不同。所以，当我想变得更快乐、更健康时，我决定吃素（低脂素食）。之后，我将近 12 年没有吃肉，当然也没有吃海鲜，包括海鱼。

虽然数据清楚地显示，以植物性食物为主的饮食对人的整体健康十分有利，但当我坚持实行这种不吃牛排或三文鱼的饮食法时，我也没有停止思考自己是否获得了保持身体和大脑健康所需的营养素。我喜欢吃素食汉堡包、奶酪通心粉和比萨。直到最新的研究表明，海鲜中含量很高的一种多不饱和脂肪酸——ω-3 脂肪酸——能够促进大脑健康，我才开始重新审视我的饮食。它好像没有我所认为的那样健康。

我开始思考，是否有一些食物可以促进大脑和心理健康呢？如果有，我们为什么没有重视这些食物呢？它们又是如何影响我们的情绪的呢？

## ◎ 食物即药物

治疗抑郁症和焦虑症的传统方法主要包括心理治疗和药物治疗。这两种方法既可以单独使用，又可以综合使用。很多人都同时使用这两种方法。可是对有些人来说，这些传统的干预手段并不能像预期的那样缓解病情。对另外一些人来说，传统的疗法即使有效，也带来了许多令人不快的副作用，比如体重增加、嗜睡和便秘等，而这些副作用可能让努力想要改善病情的患者气馁。

作为一名宣读过"无害誓言"①的医生，我有义务研究出所有能帮助患者改善情绪的方法。我还希望我开的药方不需要患者牺牲一种健康来换取另一种健康。虽然抗抑郁药和抗精神病药拯救了许多患者，但开具处方药不能也不该是精神科医生的唯一手段（除心理治疗之外）。我们应该找到更多安全有效的治疗手段，帮助患者预防、管理或缓解心理健康问题。

健康饮食就是这样一种治疗手段。可惜的是，能为大脑健康打好基础的、含有重要营养素的食物却一直被心理健康领域的研究者忽视，这真令人费解。科学研究已经清楚地表明了饮食的重要性。过去的十

---

① 此处指西方医学奠基人、古希腊著名医生希波克拉底立下的誓言。誓言的要义为"身为一名医生，不会对患者造成伤害"，因此人们又称其为"无害誓言"。美国的许多医学院要求学生入学时宣读希波克拉底的这一誓言。——译者注

多年间，我们已经了解到饮食模式，也就是一个人日常吃的食物的数量和种类，与大脑健康有关，会增大或减小人们患抑郁症或焦虑症的风险。心理健康和生理健康一样，都需要适当的营养的支持。如果身体缺乏一些关键的营养素（比如维生素或矿物质），你更有可能出现心理健康问题。那么，我们为什么不关注如何适量摄入这些重要的营养素呢？

当我开始了解患者平时都吃些什么时，毫不夸张地说，我对自己听到的内容感到非常惊讶。他们中的绝大多数人没有吃对大脑健康有益的食物，反而吃了大量对大脑健康有害的食物。作为一名临床医生，我很清楚，在治疗期间，健康饮食可以更好地帮助患者缓解病情。医生可以引导他们在饮食方面做出积极的改变，从而帮助他们改善心理健康。

现在已经有大量研究证实，无论是就生理健康而言，还是就心理健康而言，有益的、营养丰富的食物确实是良药。但我的许多同行仍然以一成不变的传统方法来治疗抑郁症和焦虑症，这种情况必须得到改变。幸运的是，你不需要依靠心理医生来协助你改变自己的饮食，你可以自己学习如何通过改变饮食来改善大脑健康，从而战胜抑郁症和／或焦虑症。

## ◎ 本书是为"吃货"写的

你翻阅本书一定是有原因的。或许你自己或你的亲人被确诊患有抑郁症和／或焦虑症，或许你感觉自己缺乏动力，又或许你感到过度焦虑。在过去的 10 年里，研究人员已经研究出了许多治疗抑郁症和焦虑症的方法。但我在我们诊所里看到的是，将饮食（营养）与药物治疗、心理治疗等治疗手段相结合，能够更有效地控制抑郁症和焦虑症的症状。话虽如此，即使没有被确诊患有抑郁症和焦虑症，只是饱受疲劳、脑雾、情绪波动大或忧虑过重之苦，你也可以通过改善饮食来促进大脑健康。食用更多营养丰富的优质食物，帮助你的大脑发挥最佳作用吧！每一个聪明人都应该知道如何让大脑处于最佳状态，我希望本书可以助你一臂之力。

无论你是希望提高自己的精力水平，还是仅仅想照顾好家人，了解饮食对心理健康的重要性都是第一步。你可能已经听到很多"某某饮食能够改善健康"的说法，差不多每隔几个月就有人宣传一种新的饮食方式，他们往往告诉你要"正确"饮食。例如，有些人会告诉你应该吃某种食物，而当你照着做的时候，又有人来告诉你应该完全从饮食中剔除这种食物。他们可能还会说，你每顿饭都必须吃某种食物，或只吃某几种特定的食物。此外，他们往往要求你严格采取某种复杂的饮食方式，甚至可能向你售卖配套的保健品。

几个月后可能又出现了一种流行的饮食方式，而它与你以为健康的、现在正在实施的饮食方式相去甚远。你从这些不同的饮食方式中得到的唯一的"收获"是，你之前的饮食是有问题的。市面上充斥着这么多关于饮食和健康的信息，难怪你无所适从。而当你试图理解这么多相互矛盾的饮食研究和饮食方式时，你会发现你很难确定什么是有据可循的、科学合理的饮食方式，以及哪种饮食方式能够真正帮你重获大脑健康。

关于抑郁症和焦虑症，别人告诉你的所谓的最佳治疗方法可能同样令你感到困惑。如果你或你的亲人患有抑郁症和 / 或焦虑症，你可能已经得到了不少治疗建议。有人可能劝你想开点儿，或者保持冷静，不要杞人忧天！有人可能建议你尝试做瑜伽或进行超越冥想，有人可能建议你了解一下成人涂色书或精油疗法，有人甚至可能斗胆向你推荐某种抗抑郁药……因为据他们了解，这些不同的方法对身边的人都超级有效。

这就是为什么我必须在这里强调，这不是一本菜谱，我也不会告诉你食物是解决心理健康问题的灵丹妙药。可以说，这是一本写给"吃货"的、纯粹的、简单的书。作为一名对食物感兴趣的精神科医生，我有时担心患者会怀疑我在带着批判的眼光看待他们的饮食。我一直告诉患者，我从来不会对他们的饮食进行主观判断，没有人会批判或指责他们的饮食。在与患者接触的过程中，我明白了每个人都有自己独特的口味和价值观。你的口味与你的病情一样，也是个性化的。我知道很难改变一个人根深蒂固的饮食习惯，包括吃什么和怎样吃。当一个人感觉自己不在状态时，改变饮食习惯就更难了，这就是为什么我不会告诉你什么事情是"必须做"的。

## ◎ 迈出第一步

在这里我可以先和你说清楚，你有很多方式去实践本书里的建议，你也不用严格实行某种饮食方案，我甚至不会要求你必须吃哪一种食物。我只会根据最新的科学研究强调某类食物的重要性，因为这些类别的食物含有大脑所需的关键营养素，有助于预防和治疗抑郁症和焦虑症。

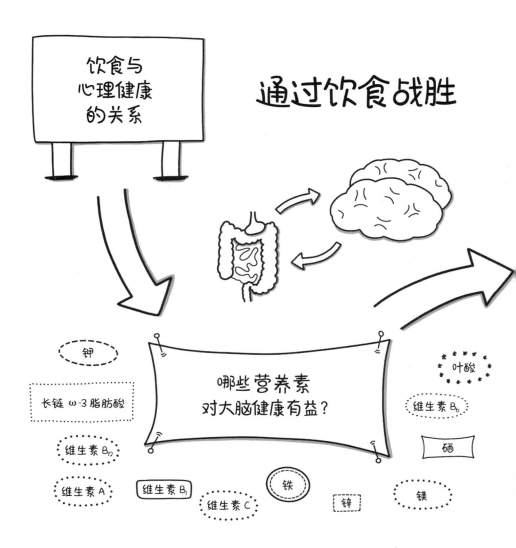

# 抑郁症和焦虑症

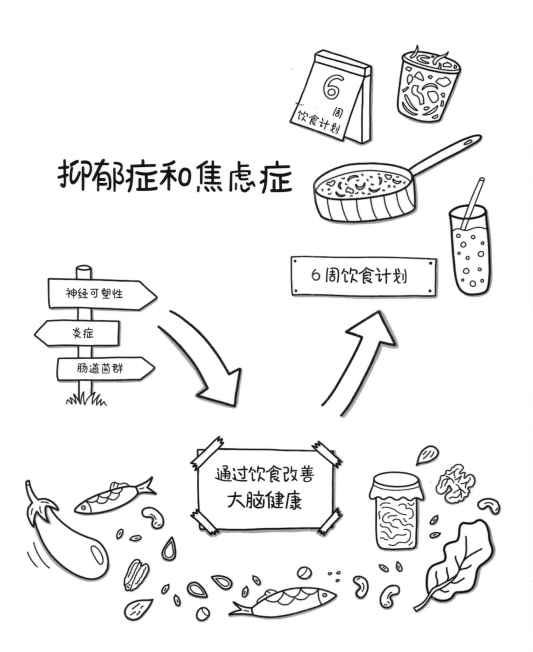

6
周
饮食计划

神经可塑性

炎症

肠道菌群

6周饮食计划

通过饮食改善
大脑健康

在本书的第一部分，我将告诉你食物是如何影响大脑健康的。我希望你借此建立信心，储备专业知识，为自己和家人的生活方式做出一些小小的改动或调整。在改善情绪方面，这些看似微小的变化可能产生巨大的效果。通过饮食治疗抑郁症和焦虑症，主要是建立食物与大脑之间的联系，知道吃哪些有助于大脑健康的高营养密度的食物，以及找到适合自己的饮食方式，成为自己的营养指导师。

为了帮助你迈出第一步，我在书中介绍了一个为期6周的饮食计划，旨在深化你与食物之间的联系。但是，我希望你把了解如何保持大脑健康放在首位，因为大脑是你身体里最重要的器官，你在选择食物时应该首先考虑对大脑健康有益的食物。对很多人来说，通过饮食改善大脑健康意味着要改变自己对食物的固有看法，摘掉多年来自己贴在某些食物上的"好""坏"之类的标签。你还可能面临一些挑战，最起码你可能需要尝试一些你之前一直忽略的食物。举例来说，我的妻子最近才第一次尝试鱼子，之后就意外地爱上了鱼子，这对她而言是一个意外之喜。当然，于你来说，吃什么完全取决于你自己。

本书旨在帮助你充分利用人类已知的最强的自我保健方式，也就是"吃"。虽然很多新闻通过引用一些营养精神病学研究来强调个别营养素（比如锌）或食物（比如羽衣甘蓝）的重要性，但我希望你做的不仅仅是吃某种食物或服用某种营养补充剂。我们当然需要知道经常食用绿叶蔬菜与减轻炎症（炎症是人体的一种免疫反应，被证明与抑郁症有关）有很强的关联，但我们更需要深入地了解自己，了解自己每天吃的食物，以及思考如何才能吃到有助于改善大脑健康的食物。抑郁症和焦虑症会改变一个人看待自己和周遭环境的方式，它们会改变我们的饮食方式也就不足为奇了。除了传统的治疗手段，通过饮食来缓解抑郁症和焦虑症不失为一种好办法。

现代社会到处充斥着夸张的、令人一头雾水的饮食建议，我想告诉你的是不偏不倚、有理有据的营养学观点，以及什么样的饮食能够促进大脑健康。从介绍吃肉的利弊，到建议选择对大脑健康最有利的海鲜，我的终极目标是让你充满信心，知道自己吃的每一口食物都在改善自己的大脑健康和心理健康——你吃的东西正在为你的大脑提供最佳营养，你正在通过饮食对抗抑郁症和 / 或焦虑症！

# 第一部分

# 饮食改善心理健康

# Eating for Optimal Mental Health

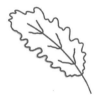

# 第1章

· · · · ·

# 关于饮食促进心理健康的最新研究

» 皮特和苏珊应该吃什么？ «

过去的 10 年里，"饮食是良药"的观点深入人心。现在的心脏病专家和肿瘤专家都已经明白，每一餐的食物都将在很大程度上影响一个人的整体健康。为你检查时，医生可能问及你的日常饮食情况，又或者在你离开前，医生会给你一些有益于心脏的饮食建议。尽管饮食的重要性在医学的很多领域得到了认同，但其中不包括心理健康领域。很多心理健康从业者其实并不觉得饮食有多重要，虽然他们知道，对身体有益的东西其实也对大脑有益，但在评估和治疗抑郁症、焦虑症等常见的心理疾病时，他们还是很少考虑饮食的影响。

营养精神病学是一门处于快速发展阶段的新兴学科，它关注的重点是如何通过饮食改善大脑健康，从而预防和治疗心理健康问题。大量令人兴奋的最新科学研究已经证明，心理健康其实与生理健康一样，也受到我们所食用的食物的影响。这些研究表明，一些特定的营养素（比如长链 ω-3 脂肪酸和锌）能促进大脑健康和心理健康。研究还揭示了炎症与大脑功能之间的复杂关系，解释了我们肠道中数以万亿计的微生物如何影响我们的情绪和认知能力，以及增大或减小我们患心理疾病的风险。值得注意的是，这些研究包括数个随机临床试验，而这些临床试验证明，有针对性地改变一个人的饮食、补充有助于大脑健康的重要营养素能够改善情绪，减轻焦虑感。

总而言之，研究人员发现，对食物的选择将增大或减小我们患抑郁症和/或焦虑症的风险，选对了食物将有助于控制这两种心理疾病的常见病征。饮食是我们维持生存所需的最基本的行为，同时也是我们每一个人为改善自己的心理健康所做的力所能及的事情。营养精神病学领域的这些新发现正在改变心理健康领域的"游戏规则"。

举个例子。皮特是一个二十出头的年轻人，几年前来找我治疗。听了皮特的经历，有人可能会说他"出师不利"——大学毕业后，他找不到工作，不得不与父母同住。他觉得身边的朋友都很成功，大家都在生活中不断前进，只有他一个人"停滞不前"。他十几岁就患上了抑郁症，然后老老实实地服用了多年的抗抑郁药。第一次走进我的诊所，皮特就说他觉得药物已经对他没有作用了。皮特的父母非常担心他的健康状况。

在我们第一次见面时，皮特告诉我他大部分时间都感觉周围的世界"很灰暗"，他觉得父母已经对他失望了，他也对自己很失望，他不知道如何让自己恢复"正常"。

皮特说："我最近才注意到我很久没有抬起头了。很奇怪，我总是低着头。"

在我们进一步交流后我了解到，皮特现在很少离开自己的卧室，更不用说走出家门了。他不再像从前那样与朋友或家人交流，他对自己之前喜欢的事情，比如踢足球或看趣味问答节目也不再感兴趣。他的作息习惯也存在问题，他经常从晚上开始玩电子游戏，一直玩到凌晨，第二天下午一两点才起床。

在听他描述完自己的日常饮食后我发现，他的饮食仍然停留在"儿童模式"。每天下午起床后，他就去冰箱里找能吃的食物——通常是大量的加工食品，其中含有大量的糖、盐（来自微波炉加热即食的高盐食品），以及人工色素和反式脂肪酸（全称为反式不饱和脂肪酸）。这些食物的营养价值微乎其微。听他说完我已经知道，他只需在饮食上稍做改变，就足以改善健康了。我要求他换掉一些食物，比如用鱼肉塔可替换他最喜欢的墨西哥风味食品，并在他"早餐"的那杯思慕雪中加少量绿叶蔬菜，从而为他的大脑提供必要的营养。我建议皮特和他妈妈一起去超市买菜并自己做饭，也买些坚果来取代薯片和饼干。一开始，皮特对我的建议抱持怀疑的态度，但在几次复诊时我发现，他的症状已经逐步缓解了。

几个月后，他告诉我："我现在知道如果我吃得不好，我的情绪就不好。"为了改善自己的情绪，皮特现在确保每日饮食中含有足量的海鲜、绿叶蔬菜和彩虹色蔬菜[1]。在短短几个月内，他成功减小了自己的用药剂量。

---

[1] 本书中的彩虹色蔬菜指除绿叶蔬菜之外的颜色多样的蔬菜。——编者注

皮特只对饮食做了一些简单的调整，就使抑郁症的症状得到了缓解——这一切简单得令人难以置信。但我们应该这样想：大脑是一台高能耗设备，虽然重量只有 1 400 克左右，但每天消耗的能量约占我们摄入能量的 20%。大脑能否处于最佳状态，取决于十几种关键营养素（维生素、矿物质、脂肪、蛋白质等）的供给情况。这些营养素都是构成脑细胞、神经递质和脑白质的基础，这就是为什么营养评估和食物选择应该成为预防和治疗心理疾病的方案的核心，这也是为什么除了服用药物和接受心理治疗外，改善饮食对皮特非常有效。

苏珊是来找我的另一个患者，她可能是大众心目中典型的中年妇女。她三十出头，生活负担繁重。工作、婚姻、3 个孩子和 82 岁的疾病缠身的母亲都是她的压力源。她每晚都会看新闻节目。每当看到时政报道时，她都感觉自己心率攀升。她的丈夫试图在晚餐时与她交谈，她却很难专注地去听他在说什么。并非她不想听，而是就在此时，白天发生的事情会一遍又一遍地在她的脑海中上演。

可能我不说你也猜到了，苏珊每晚都难以入睡。即使入睡了，也时睡时醒。她一般会在睡前喝几杯葡萄酒来平复情绪，正如她所说的那样，"这样我会感觉更平静"。但她也担心自己过于依赖酒精，到最后只能借助酒精来帮助自己放松。她对我说："我就那么躺着，思考白天我没有做好的事情，然后担心孩子，担心妈妈，担心全世界。我真的受不了了。"

苏珊来找我，希望我给她一些建议，帮助她缓解焦虑情绪。在对她进行了全面的检查后，我开始了解她的饮食习惯。苏珊对自己的饮食感到非常自豪，认为自己的饮食非常健康，而她所谓的健康饮食就是吃低热量和低脂肪的食物。她和家人每天都非常繁忙，每当想到要安排一家人吃饭，她就焦虑不已。

她说："我总是忙这忙那，叫外卖的次数比我预想的多，但我真的挤不出时间来做饭。"

当苏珊告诉我她一周的饮食时，我注意到她确实试图选择她自认为健康的食物。她虽然避开了油炸食品和含糖饮料，但很少吃鸡蛋、坚果和海鲜，而且她一般不吃早餐。她喜欢吃搭配了烤鸡肉、几片黄瓜和芥花籽油醋汁的生菜沙拉。和接诊皮特时的情况一样，我很快就发现了问题的关键是饮食。于是我给了她一些建议，比如用橄榄油代替芥花籽油，并在沙拉中加入更多营养丰富的绿叶蔬菜。我还建议她逐渐养成吃鸡蛋的习惯，刚开始的时候可以每周选几天在早餐时吃鸡蛋，以摄入蛋白质、B 族维生素和胆碱等必需营养素开始新的一天。

我们还谈到了她可以提前准备饭菜，这样即使在最繁忙的日子，她和家人也可以吃到健康的食物。通过饮食习惯的调整，再加上一些额外的心理治疗，短短几个月的时间，苏珊就从生活中获得了更多的信心，她的心情也变得更为平静，她能够更好地利用学到的各种方法来控制自己的焦虑情绪了。

如果皮特和苏珊看的是另一位精神科医生，他们可能永远不会被问及与饮食习惯相关的问题。当然，虽然在皮特和苏珊的例子中，询问他们的饮食习惯让他们发现自己其实可以通过改善饮食来改善大脑和心理健康，但这并不是说改善饮食是促进他们康复的唯一因素，因为治疗抑郁症和焦虑症往往还需要其他手段，比如很多人首选的药物治疗和心理治疗。但对许多人来说，吃有助于大脑健康的食物比接受传统治疗更有效。

我在这里只列举了两个病例，旨在说明应用营养精神病学的知识能够帮助他们更好地控制自己的病情。你如果看过我诊所里的病例档案，就会发现类似的例子数以百计。越来越多的证据表明饮食与情绪有关联，所以精神科医生应该向患者询问他们每天究竟吃了些什么。每天努力克服情绪问题的你，也应该知道哪些食物可以更好地改善你的大脑功能，毕竟食物是良药，了解它们就是了解对你大脑健康有益的良药。

## ◎ 抑郁症和焦虑症的定义

在日常生活中，我们常在不同的语境下提及"抑郁症"和"焦虑症"。在书、电影和电视节目中，这两个词也经常出现。鉴于它们的使用范围如此广泛，我现在告诉你不同的人所说的这两个词代表着不同的意思，你也不会惊讶了吧。不过话虽如此，我们还是应该知道，抑郁症和焦虑症是临床精神疾病。《精神疾病诊断与统计手册（第五版）》（DSM-5）是帮助临床医疗人员诊断心理健康问题的参考书，其中列举了不同精神疾病的一系列症状来帮助医生评估患者的病情，从而确定他们是否患有精神疾病。所以，你开始思考如何通过饮食治疗抑郁症和／或焦虑症时，了解它们的真正含义非常重要。

我们倾向于把抑郁症理解为持续感到悲伤或绝望的心理状态，在精神病学或者说医学领域，医生试图辨别这些心理状态是否是一个人的某种经历或遭遇（比如令人心碎的离婚事件、家庭成员去世、健康出问题）导致的，而他们可能据此做出抑郁发作的诊断。根据《精神疾病诊断与统计手册（第五版）》，抑郁症的诊断需要满足一系列条件，包括出现情绪低落、缺乏动力、注意力不集中、食欲不振，以及丧失兴趣等症状，并且上述症状至少持续 2 周以上。书中还指出，抑郁症具有破坏性，这意味着抑郁症会破坏人们正常生活的能力。抑郁症患者很可能早上难以起床，难以完成基本的日常事务或与朋友和家人交流。一位患者曾经向我描述他抑郁发作时眼中的世界：生命就像失去了颜色一样。我认为这个描述非常贴切。

人们往往认为焦虑症等同于极度焦虑的心理状态，这样的理解虽然与临床上有关焦虑症的定义相差不远，但焦虑其实有程度之分。《精神疾病诊断与统计手册（第五版）》对广泛性焦虑症（最常见的焦虑症）的解释是"过度焦虑或担忧"，症状可能包括紧张、烦躁、疲劳和睡眠障碍，并且一个人只有连续 6 个月以上都出现上述症状才能被诊断患有焦虑症。医生需要区分患者的焦虑是工作或生活压力引发的情境性焦虑，还是神经性焦虑。

让我来详细说明一下。人脑已经发展出一套有助于我们生存的重要的"警报系统"。例如，你可以想一想我们最基本的行为反应，即或战或逃反应。突发紧急情况时，大脑会增加应激激素（比如一种名为"皮质醇"的激素）的分泌，帮助你更好地应对眼前的情况。所以，适度焦虑可能是好的，比如它可以帮助我们更好地应对智力游戏、考试、体育比赛或夜晚在湿滑的道路上开车回家等。但这个"警报系统"经常失灵，在无须警惕的时候，促使大脑分泌大量的应激激素，临床上的焦虑症可能就找上了门。此时，你会发现自己的忧虑情绪开始加剧，随之而来的是睡眠问题、肠胃问题，甚至身体有时还会出现不明原因的疼痛。和抑郁的情况一样，当焦虑开始入侵你的日常生活、干扰你的工作和人际关系时，它就成了一个真正的问题。

治疗抑郁症和焦虑症并没有你想象的那么容易，尽管市面上已经有许多有效的抗抑郁药和抗焦虑药，但这些药并非对每个人都有效。美国国立精神卫生研究所（NIMH）在十多年前进行了一项重要研究，即抑郁症序贯治疗研究（STAR*D）。该研究分析了几种常见的抗抑郁治疗手段的效果，其中就包括服用 5- 羟色胺选择性重摄取抑制剂（SSRI）和认知行为疗法（CBT）的效果。该研究发现，在服用某种抗抑郁药后，2/3 的受试者症状没有得到缓解。症状得到明显缓解的受试者大多尝试了好几种不同的药物，且医生只有经过反复试错才知道药物的效果。此外，值得说明的是，62% 的受试者退出了这项研究或认为这些治疗手段对他们没有任何效果。

在用药物治疗焦虑症的过程中也出现了类似的情况。[1] 药物通常不能完全缓解焦虑症的症状。作为一名努力帮助患者的医生，对此我感到非常不安。虽然药物为数百万名患者提供了帮助，但药物治疗并不是唯一的治疗手段，也无法让患者彻底摆脱疾病的困扰。

总而言之，若想帮助患者战胜抑郁症和焦虑症，医生不能仅仅依靠处方药，还需要使用一些辅助治疗手段，包括多种形式的心理治疗（更贴切的说法是谈话疗法），以及帮助患者改善生活习惯（包括饮食和运动等），从而更有效地控制病情。

在这里我要提醒一点，阅读本书后续章节后你可能也会注意到这一点，那就是：本书中引用的许多研究的主题都是营养素或食物对抑郁症（且只有抑郁症）的影响。你如果因为关注焦虑症而拿起这本书，那么可能会失望。我能理解你的心情，广泛性焦虑症是美国非常常见的一种心理疾病，作为一名心理医生，我对那些没有提及饮食和焦虑症的关联的研究同样感到失望。幸运的是，这种情况正在改变。此外，在这里我要补充一点：抑郁症和焦虑症往往是同时存在的，许多人被诊断同时患有这两种疾病。它们有一些相同的症状，当你仔细观察到底是什么导致或加剧了这两种心理疾病时，你会发现很多因素都是相同的。营养精神病学领域的其他许多医疗从业者和我的想法一样，我们都认为有些能够预防或控制抑郁症的饮食，同时也能缓解焦虑症。随着进一步阅读，当你知道了更多关于炎症和肠道菌群如何影响大脑的知识后，我希望你也能更深入地理解背后的机制。

## ◎ 对抗抑郁症和焦虑症的最佳营养素

研究确实能告诉我们很多有关抑郁症和焦虑症的信息，但最新的科学研究成果往往需要 15 年甚至更长的时间才能转化为临床实践，没有人等得了这么长的时间。

当我还在医学院学习的时候，大多数医生都认为，人成年后脑细胞就不会再生了——虽然身体中的其他细胞会在你成年后继续增殖，但你就只有约 1 000 亿个脑细胞，如果幸运的话，在你衰老的过程中脑细胞死亡的速度没那么快。但时至今日，科学家们已经证实，大脑其实和人体的其他器官或组织一样，也在不断地更新和变化。脑细胞之间不断建立新联系，这种特性被称为"神经可塑性"。我将在第 3 章详细介绍神经可塑性，但现在我们需要知道的是，大脑具有神经可塑性是我们需要补充对大脑有益的营养素的一个重要原因，这些营养素可以为大脑提供保持健康和发育所需的养料。

饮食对大脑健康如此重要的第二个原因在于，我们吃的食物对身体内的炎症有很大的影响。炎症和人体免疫系统的保护机制有关，有助于人体修复损伤或抗感染。最新研究表明，持续的慢性炎症可能引发抑郁和焦虑情绪。很多被诊断患有抑郁症和/或焦虑症的人体内的促炎蛋白质水平都偏高，而这可能就是快感缺失——一种让人无法感受

 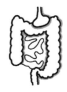 

## 肠道菌群

肠道中的细菌等微生物不计其数，它们与人体免疫系统相互作用，同时影响人的心理健康。

# 影响抑郁症

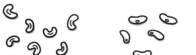

### 炎症

炎症是免疫系统对刺激产生的反应形式。大脑炎症是抑郁症和焦虑症的一大诱因。

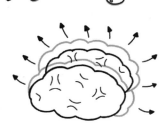

## 神经可塑性

神经营养因子将影响脑细胞增殖，从而影响大脑的神经可塑性。

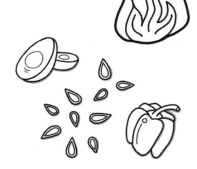

到快乐、出现睡眠问题等的精神病理状态——出现的原因。[2] 季节性
情感障碍是一种在特定季节（通常在晚秋季节和初冬季节）出现的以
抑郁为特征的心境障碍，它也与人体内的炎症标志物水平较高有关。[3]
炎症与情绪之间存在强相关性。幸好有些食物能够对抗人体内过量的

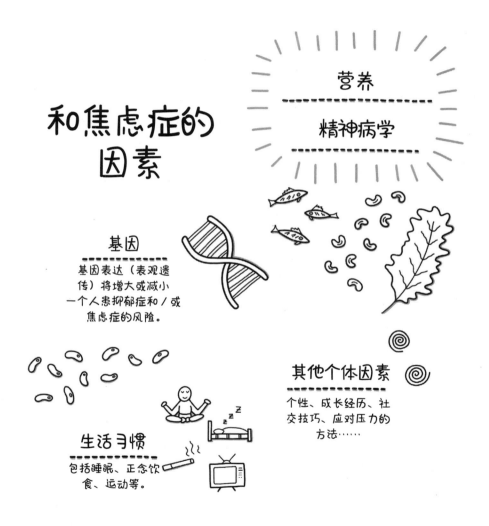

和焦虑症的因素

营养
精神病学

基因
基因表达（表观遗传）将增大或减小
一个人患抑郁症和/或
焦虑症的风险。

其他个体因素
个性、成长经历、社
交技巧、应对压力的
方法……

生活习惯
包括睡眠、正念饮
食、运动等。

促炎因子——食用能够抗炎的食物有助于降低大脑的炎症水平，从而减小人们患精神疾病的风险。

一些研究发现，肠道菌群，即我们肠道中不同种类的细菌等微生物会影响大脑的健康。你可能认为这些微生物的作用只是帮助我们消化，它们在这个过程中只需要吸收一些维持生命所需的营养。但人们现在发现，大脑和肠道几乎在不间断地进行交流，肠道菌群中的好菌有助于维持我们大脑的功能，而含有大量益生菌的发酵食物能够促进这些好菌增殖——在一定程度上能够预防抑郁症和焦虑症。

现在，大多数医生建议患者遵循地中海饮食法，也就是说，像希腊人和意大利人那样吃饭！这听起来很容易。地中海饮食法近年来的确很受欢迎，它甚至被作为降低胆固醇水平和促进心脏健康的手段。最新的研究已经告诉我们，对心脏有益的东西也对大脑有益。地中海饮食法强调食用水果、蔬菜、鱼类、全谷物和健康的脂肪类食物，而这些食物能够为人体提供维持心理健康所需的营养，促进神经可塑性，缓解炎症，滋养肠道菌群中的好菌。

地中海饮食法确实对大脑有益，但我还是希望能够为你提供更多可行的建议，告诉你哪种食物有助于你控制抑郁和焦虑等情绪。在2016年初，我和我的同事——精神科医生劳拉·拉钱斯博士共同启动了一个研究项目，我们的目的是找出可以极大缓解抑郁症的营养素，或者说是营养性价比最高的食物。

在回顾了所有已发表的科学研究成果后，拉钱斯医生和我决定打造一份"抗抑郁关键营养素清单"（Antidepressant Food Scale，AFS），旨在强调一些营养密度最高的食物中所含的营养素可以极大地促进大脑健康，对抗抑郁症。我们最终确定了12种与抑郁症的发展或治疗有关的关键营养素，并且进一步列出了这些营养素含量最高的植物性和动物性食物。

我将在后文更详细地介绍这些营养素（详见第 2 章），也会告诉你如何确保饮食中含有大量的这些营养素（详见第 9 章）。在这里，我先列出这 12 种关键营养素并进行简单的介绍。

•**叶酸**。叶酸又名维生素 $B_9$，不仅对准妈妈很重要，还有助于促进新细胞的生成。你可以通过吃牛肝、抱子甘蓝、橙子和绿叶蔬菜等食物摄入这种 B 族维生素。

•**铁**。要想使大脑处于最佳状态，红细胞必不可少。构成红细胞的一种重要的蛋白质就是血红蛋白，它负责将氧气从肺部运送到大脑，而身体需要铁来制造血红蛋白。你可以通过吃南瓜子、牡蛎和菠菜等来摄入铁。

•**长链 ω-3 脂肪酸**。长链 ω-3 脂肪酸是一类长链多不饱和脂肪酸，包括二十碳五烯酸（EPA）和二十二碳六烯酸（DHA）。人体能生成少量长链 ω-3 脂肪酸，但要想保证体内的长链 ω-3 脂肪酸充足，则必须食用相关的食物。长链 ω-3 脂肪酸常见于海鲜（包括野生三文鱼、鲲鱼和牡蛎）中。

•**镁**。镁有助于调节人体内多种重要的神经递质（包括那些能够改善情绪的神经递质）的水平，还能够改善睡眠质量。这种矿物质存在于杏仁、菠菜和腰果中。

•**钾**。神经元神经冲动的发放离不开钾。许多水果、蔬菜和坚果（比如香蕉、西蓝花、红薯和腰果）中都含有这种人体必需的矿物质。

•**硒**。硒有助于大脑生成一种强大的抗氧化剂，它也是甲状腺正常工作必不可少的物质，而甲状腺参与调节人的情绪和精力水平。蘑菇、巴西坚果和燕麦中都含有这种矿物质。

•**维生素 $B_1$**。维生素 $B_1$ 又名硫胺素，由于它参与糖代谢，因此对大脑健康至关重要。它存在于牛肉、坚果和豆类中。

•**维生素 A**。已有多项研究将维生素 A 与神经可塑性或大脑的适应能力联系了起来。动物肝脏、鲭鱼和野生三文鱼中含有大量维生素 A。

•**维生素 $B_6$**。维生素 $B_6$ 在大脑发育和大脑功能的发挥中起关键作用。它存在于全谷物、猪肉和鸡蛋中。

•**维生素 $B_{12}$**。维生素 $B_{12}$ 是人体分泌神经递质血清素（又名 "5-羟色胺"）、去甲肾上腺素和多巴胺所需的关键物质，而这些神经递质有助于调节情绪、促进脑细胞髓鞘的形成，同时有助于更有效地传递神经信号。蛤蜊、牛肝和贻贝是富含维生素 $B_{12}$ 的食物。

•**维生素 C**。维生素 C 是一种强大的抗氧化剂，可以消除自由基对脑细胞造成的损害。你可以从樱桃、辣椒和芥菜中获得维生素 C，不一定非得喝橙汁。

•**锌**。锌是一种有助于调节大脑信号的传导和神经可塑性的矿物质。在饮食中添加南瓜子、牡蛎和火鸡肉有助于提高体内锌的水平。

在接下来的章节中，我将更详细地介绍包括上述 12 种营养素在内的更多的营养素，但我不想过于强调某种特定的营养素或是当下流行的某种 "超级食物" 的重要性，我更倾向于建议患者扩大饮食范围，吃更多不同种类的有助于大脑健康且营养密度高的食物。虽然只强调吃某种 "超级食物" 可能更加简单，但我并不是一个只会鼓励你每天吃羽衣甘蓝的人，因为每个人的口味都不同。通过关注不同种类的食物，你很快就会发现，上述的许多必需营养素往往需要搭配在一起才能产生效果，你甚至一口羽衣甘蓝都不用吃就可以通过饮食来战胜抑

郁症和 / 或焦虑症。

接下来，我将重点介绍一些有助于大脑保持健康的食物，以及如何通过食用它们来帮助大脑达到最佳状态，并解释为什么吃这些营养丰富的食物有助于预防抑郁症。我还将阐述为什么膳食纤维、好菌和抗炎食物有助于对抗抑郁症。在详细探讨各种营养素的抗炎效果和改善肠道菌群的特性时我其实也在强调，饮食是完全可控的、会影响心理健康的因素，你需要自己来判断究竟哪种高营养密度的食物最适合你，你肯定会选择其中你最想吃的和自认为最可口的食物。

食物就是药物。营养精神病学领域的大量研究向我们证明了，你的心理健康状况在很大程度上取决于你的饮食。因此，在科学研究的基础上对你当前的饮食进行有针对性的调整，纳入一些营养丰富的食物，可以促进大脑健康。你也有能力改善自己的心理健康。在接下来的章节中，我将介绍一些最新的科学研究，比如有关饮食如何以不同的方式影响大脑的科学研究。科学家们已经发现，有些重要的营养素可以帮助你预防或缓解抑郁症和 / 或焦虑症，因为这些营养素有助于塑造一个更聪明、更健康、更具活力的大脑。

## 本章回顾

- 近年来，全球各地的医生均发现，食物在预防和控制心血管疾病和糖尿病等疾病方面起关键作用。
- 营养精神病学是一门处于快速发展阶段的新兴学科，它关注的重点是如何通过饮食改善大脑健康，从而预防和治疗心理健康问题。

- 《精神疾病诊断与统计手册（第五版）》是供精神科医生诊断时使用的参考书。书中指出，抑郁症的诊断需要满足一系列条件，包括出现情绪低落、缺乏动力、注意力不集中、食欲不振，以及丧失兴趣等症状，并且上述症状至少持续 2 周以上。书中还指出，抑郁症具有破坏性，这意味着患者的抑郁情绪已经糟糕到会影响他们正常生活的地步。

- 《精神疾病诊断与统计手册（第五版）》对广泛性焦虑症（最常见的焦虑症）的解释是"过度焦虑或担忧"，症状可能包括紧张、烦躁、疲劳和睡眠障碍，并且一个人只有连续 6 个月以上都出现上述症状才能被诊断患有焦虑症。

- 为了强调能够促进大脑健康的高营养密度的食物有助于缓解抑郁症，我和我的同事劳拉·拉钱斯医生一起打造了"抗抑郁关键营养素清单"，其中包括叶酸、铁、长链 $\omega$-3 脂肪酸、镁、钾、硒、维生素 $B_1$、维生素 A、维生素 $B_6$、维生素 $B_{12}$、维生素 C 和锌。

- 焦虑症患者的病情也受到自身营养状况的影响。虽然许多研究关注的都是饮食与抑郁症的关系，但饮食其实也在很大程度上与焦虑症存在相关性。虽然抑郁和焦虑症是不同的心理疾病，但这两种疾病的患者在食物和生活方式的选择上有很多共通的地方。之所以存在对缓解抑郁症和焦虑症都有帮助的干预措施，是因为它们能够改善大脑健康。

- 研究表明，含有我所强调的营养素的饮食，比如地中海饮食，有助于预防和缓解抑郁症和焦虑症等心理疾病。

# 第 2 章

·····

# 12 种可改善大脑健康的营养素

**» 大脑的基本构成材料 «**

你有没有想过你的大脑是由什么构成的?

我们常常把大脑当作肌肉。一些专家或其他人可能告诉过你,大脑就像你身体里的肌肉一样,你只有经常进行脑力锻炼才能保持大脑健康,大脑不用的话,就会退化。他们鼓励你多用脑,从而帮助大脑快速发育、变得更强大,且永葆健康。大脑和肌肉里都有特殊的纤维,这些纤维可以帮助它们发挥作用。你在完成期末考试或高难度的拼图游戏后,你的大脑会感觉疲劳,这和你在跑步机上跑了几千米后大腿感觉疲劳是一样的。

当然,这只是一个简单的类比。专家之所以这么说,是为了鼓励大众通过玩数独、拼图游戏和参加读书会等加强脑力锻炼，这也在一定程度上表明了大脑是如何随着时间的推移不断改变的。

实际上，大脑和肌肉完全不同。

大脑是人体中最复杂的器官。这个重量大约只有 1 400 克的"指挥和控制中心"中的神经元超过 800 亿个，这些神经元发放神经冲动并形成突触，或者说形成关键连接，人才能产生想法、感觉和做出动作。大脑中还有一类独特的细胞，即神经胶质细胞，它们形成了包裹在神经元轴突上的脂肪绝缘鞘。据专家估计，大脑中神经胶质细胞的数量可能是神经元的 3 倍。神经胶质细胞独特的结构使得它们能够改善整个大脑皮层神经信号的传递效果，提高传递效率。大脑中这些由神经元的轴突和神经胶质细胞"编织"而成的神经纤维，无论是在外观上还是在功能上都和肌纤维完全不同。

虽然大脑可能因"住"了几十亿个脑细胞而非常拥挤，但它还是给大量血管（包括毛细血管）提供了家园，这些血管为脑细胞送来必需的含氧量较高的血液。你还可以在大脑里找到大量不同的信号分子，包括在细胞间传递神经信号的激素和神经递质。你可能听说过血清素、多巴胺、谷氨酸、去甲肾上腺素等神经递质，它们都与抑郁症和焦虑症有关。科学家们还发现，N-甲基-D-天冬氨酸（NMDA）、谷氨酸和内源性大麻素等信号分子在大脑中各司其职。说到这里，我就不得不介绍一下细胞受体，它们是"捕捉"信号分子的特殊蛋白质，可以通过在细胞之间形成突触来传递神经信号。

不可否认的是，大脑中有太多东西需要我们关注，我在这里介绍的只是与这个重要器官有关的皮毛。其实，为促使大脑达到最佳状态，大脑各个组成部分都在互相影响。注意，我将在下一章介绍一种名为

"脑源性神经营养因子"（BDNF）的脑分子，许多神经科学家将其称为"大脑肥料"。

至此我已经简要介绍了一些基本知识。我想让你知道大脑的健康其实取决于你究竟吃了什么，你吃的食物与大脑的整体健康关系密切。简而言之，这是因为你的大脑其实就是由"食物"构成的。

每天，我们所吃的一部分食物负责为大脑提供能量和营养。大脑中那些关键的神经递质和受体需要你所吃的食物中特定的蛋白质（或者说氨基酸）的支持；神经胶质细胞的健康状况则取决于你所吃的食物中是否含有足够的 ω-3 脂肪酸。锌、硒、镁等矿物质不仅是细胞和脑组织的构成材料，还有助于合成重要的神经递质。此外，有研究显示，B 族维生素有助于神经冲动的传导。当一个人的大脑缺乏一种或多种有助于大脑健康的营养素时，他的情绪和大脑功能都将受到影响。以与情绪相关的神经递质——血清素为例，你如果不吃含有足量营养素，如铁、叶酸和维生素 $B_{12}$ 的食物，身体就不能产生足够的血清素来帮助你改善情绪。

过去我们很少关注食物与我们大脑之间的关系，现在是时候改变这种情况了。你可以决定为自己的大脑提供什么原材料。你可以吃高品质、营养丰富的食物来帮助你的大脑达到最佳状态。将这些付诸行动时，你就可以更好地控制自己的情绪了。

只有你自己才能决定为自己的大脑提供什么样的原材料，并通过行动让你的大脑不断发育，使其更具韧性、更健康。说真的，状态良好的大脑不是天生的，而是由你每天食用的食物决定的。

# ◎ 不断变化的饮食方式及其对心理健康的影响

在过去的一个世纪里，美国人的饮食方式发生了巨变。我们的曾祖父母用新鲜的、当季的全食物养活自己，这些食物就来自离家不远的农场。时至今日，美国人的饮食建立在工业化农业和预包装食品的基础上。我们吃的近60%的食物是加工食品，其中含有过量的精制碳水化合物、食用色素、反式脂肪酸、防腐剂等不健康的物质。只需开车穿过几条街道，你就会看到一家快餐店或便利店，其中唾手可得的食品是食品生产商不断向你推销的，里面含有医生强烈建议你避免摄入的成分。

刚开始对食物和心理健康的关系产生兴趣时，我了解了美国人的饮食方式是如何在过去的几十年发生变化的。我查阅了很多资料，发现我们被告知不要吃乳脂（比如动物黄油），最好吃人造黄油，因为后者易于生产、成本低且保质期长。如此一来，含有大量反式脂肪酸成了典型西式饮食的特点，而我们现在已经知道反式脂肪酸与心脏疾病和脑部疾病有关。人们还改变了食物的颜色，在食物中添加了致癌的人工色素；而为了保证加工食品的风味和口感，人们添加了大量的盐和糖。查看超市里许多包装食品的配料表你可能发现，相比食物原料，包装食品中更多的是化学物质。这类食品非但不能让我们获取有助于战胜抑郁症和焦虑症的营养素（我们只能从富含营养的食物中获取这些营养素），反而让我们摄入了一些不利于大脑健康的成分，而这增大了我们患抑郁症和/或焦虑症的风险。

这种情况不能再持续下去了。

现今，食物在供应端就发生了变化，这在很大程度上改变了我们滋养身体的方式——我们不再吃对大脑健康有益的、营养的、天然的全食物，我们吃了太多的方便食品，从而摄入了大量的化学物质（包括防腐剂）。虽然吃了这些方便食品后我们的肚子可能得到了满足，但我们的大脑却仍然处于饥饿状态。根据美国农业部的数据，绝大多数美国人关键营养素的摄入没有达到膳食营养素推荐供给量（RDA）——美国大约 1/3 的人缺锌、68% 的人缺镁，还有高达75% 的人叶酸摄入不足。我们的大脑如果无法获得保持健康所需的基本营养素，将难以正常运作。

你问我是怎么知道的？其实一直以来，营养精神病学领域的许多同行和我就有这样的认识，而且现在这一观点已经得到大量最新科学研究证据的支持——大量的研究表明，我们吃的东西与我们的情绪直接相关。

## ◎ 食物和大脑健康

大约 60 年前，流行病学研究（针对特定人群的健康和疾病趋势的研究）发现了一些相当有趣的现象：地中海沿岸居民（如西班牙、希腊和意大利的居民）患心脏病的风险小于世界其他地区居民患心脏病的风险。科学家非常想了解背后的原因：是家庭和社会文化不同的缘故？是地中海沿岸居民经常运动的缘故？抑或是饮食的缘故？还是以上所有因素综合作用的结果？

经过数十年的研究，研究人员终于发现，随着年龄的增长，所有这些因素对人的生理和心理健康都很重要。但在更深入地研究地中海沿岸居民的饮食时，研究人员还观察到，他们的饮食通常为新鲜的水果、蔬菜、海鲜、全谷物、坚果和橄榄油，而这些食物不仅对心脏有益，而且对大脑有益。一项又一项的研究不断发现，地中海饮食有助于减小心脏病发作和患脑卒中的风险。在对数据进行深入分析后研究人员还注意到，地中海饮食与痴呆和抑郁症的发病率降低有关。[1~2] 以前的研究已经表明，经常食用橄榄油有助于预防抑郁症和减轻抑郁症患者的病情。但地中海沿岸居民不仅注重健康脂肪的摄入，还注重水果、蔬菜、全谷物和海鲜的食用，这些食物都对维持人的生理和心理健康十分重要。

值得注意的是，地中海饮食不仅对老年人的健康有益。我最喜欢的流行病学研究之一是在西班牙纳瓦拉大学进行的 SUN-Navarra 研究。研究人员跟踪了 10 094 名当时的大学生，研究饮食是否会使他们患上抑郁症。在研究开始时，受试者都没有抑郁症，也都不曾服用抗抑郁药。你可能知道，青春晚期至成年早期往往是一个人一生中最先出现抑郁症状的时期，如果你想及时采取有针对性的干预措施来预防抑郁症，那么这一时期是最佳时机。

在研究开始时，研究人员让每一名受试者都填写了一份饮食调查问卷（包括 136 个问题），了解他们平常都吃些什么食物。这项调查有助于研究人员更好地了解每个人的饮食模式，以及他们是否经常食用地中海饮食中的某些常见食物（如新鲜蔬菜、海鲜、全谷物和健康的油脂）。接下来，有经验的营养师对这些调查问卷进行详细分析，并为每个人打分。一个人的饮食越接近地中海饮食，他的分数越高。

研究人员发现，得分最高的受试者在近 4 年半的时间内患抑郁症的风险要小得多。他们发现，遵从地中海饮食法的人患抑郁症的风险减小了42%。不难理解，饮食更偏向西式饮食（主要由精制碳水化合物含量高的食物、不健康的植物油和加工食品组成）的受试者患抑郁症的风险更大，出现心境障碍的风险也更大。这一结论与几十年来的研究结论一致，即地中海饮食可以帮助我们免受心脏疾病和脑部疾病的侵害。在SUN-Navarra研究中，研究人员发现，严格遵从地中海饮食法可以保护受试者免受抑郁症的困扰。

这类流行病学研究的对象现已囊括不同年龄、性别和地域的各类人群。当你把它们放在一起来看时会发现，众多研究已经告诉我们如何减轻抑郁症带来的影响，以及如何预防抑郁症。此外，我们还需要注意的是，地中海沿岸居民的生活方式可不仅仅包括饮食方式。希腊和意大利的居民确实食用了大量的橄榄油，但他们也喜欢步行、骑自行车和游泳，他们的运动量比大多数美国人的运动量要大得多。事实上，SUN-Navarra研究还指出，得分较高的受试者的体力活动也更加丰富。那有没有证据表明只改变饮食就足以影响情绪呢？

还真有。匹兹堡大学医学中心的精神科医生做了一项研究。他们招募了95名年龄超过50岁（包括50岁）的患有抑郁症的受试者，对他们进行饮食指导，让他们的饮食更加健康。讽刺的是，起初这些精神科医生并不认为改善饮食会产生积极作用，他们只是随便找了一种健康、积极的干预措施，以期与以谈话为主的心理治疗相比较，看看哪种方式更适合那些不愿意服用抗抑郁药的老年患者。

在这项研究中，精神科医生做出的饮食指导并不复杂。他们只是从政府机构发布的文件里搜集了一些一般性建议，供护士或心理健康顾问在会面期间（总计6～8次）与受试者进行交流。干预人员向受试者提供一些通用的营养指南、检查相关食物的食用量，并帮助受试者制订饮食计划、列购物清单，希望受试者能更容易地践行这些饮食建议。每次会面的时间不是很长，首次会面持续了大约 1 小时，随后的会面每次只有大约 30 分钟，每一名受试者在 2~3 个月的时间内平均仅接受了约 8 小时的指导。研究结果令研究人员感到震惊！他们发现，在研究过程中，接受饮食指导的受试者的抑郁症状改善了40%~50%。更令人不可思议的是，这种益处维持了 2 年多的时间。鉴于大多数分析表明谈话疗法只能将抑郁症状改善 20%~25%，这个研究结果值得他们兴奋。

尽管之后有很多营养干预研究也得出了类似的结论，但匹兹堡大学医学中心的研究人员当时很快就表示，他们的研究并不能提供直接的证据来证明改善饮食可以减轻抑郁症状。为了建立因果关系，也就是证明实施某种特定的干预手段会得到特定的结果，研究人员需要做随机对照临床试验。所谓随机对照临床试验，就是研究人员随机选择一种临床干预措施对受试者进行干预，然后将实验组和对照组的情况进行比较。这是临床研究中最有用的一种研究方式，也是评估任何一种治疗手段的"黄金准则"。从抗湿疹药到抗癌药，任何获得美国食品药品监督管理局批准的药物，都经过了严格的试验。

由于匹兹堡大学医学中心所做的研究并不是随机的，研究人员也承认他们原本没有打算将饮食干预作为一种治疗手段进行研究，因此研究的过程中可能忽视了一些干扰因素。现在是时候进行临床试验，看看饮食干预是否像我们认为的那样有效。

大量数据表明，饮食干预是治疗抑郁症和焦虑症的一个十分重要的手段。事实上，印度德里大学的研究人员最近得出了一个结论：越来越多的证据表明，饮食质量、营养不良和心理健康之间存在相关性。因此，精神科医生和心理健康从业者可以通过干预饮食以预防心理健康问题或改善人们的心理健康。[3] 但如果不进行临床试验，或者说没有遵循"黄金准则"来证实治疗的有效性，很难说服心理健康从业者对抑郁症和焦虑症患者进行饮食干预。

## ◎ "黄金准则"

几十年来，精神科医生一直依靠开处方药和提供心理治疗来帮助抑郁症和焦虑症患者控制病情，但他们忽视了饮食等生活方式方面的因素。直到 2017 年，澳大利亚迪肯大学食品与情绪中心的研究人员，首次针对成年抑郁症患者的饮食干预情况进行了一项随机对照临床试验研究，这项研究有一个十分贴切的名称——SMILES（Supporting the Modification of lifestyle in Lowered Emotional States）研究。

这项研究的负责人是营养精神病学领域的两位专家——费利斯·杰卡和迈克尔·贝尔克。他们招募了 176 名抑郁症患者作为受试者，其中许多受试者已经在进行药物治疗或心理治疗。他们将所有的受试者随机分为两组，并对其中一组受试者进行饮食干预，包括让注册营养师为受试者提供为期 3 个月总计 7 次的个人饮食咨询服务，每次持续约 1 小时。营养师在这段时间内向受试者介绍地中海饮食法，并帮助受试者实施修改后的饮食方案。其实营养师大多只是帮助受试者置换或添加一些食物，比如用橄榄油置换黄油、想方设法在他们喜欢的菜肴中添加更多的豆类。另一组受试者则是对照组，他们只受到"友善对待"，没有得到饮食咨询服务，研究人员也会花相同的时间与他们谈话，但不会提供任何饮食建议。

杰卡说："大量证据表明，饮食与心理健康之间存在关联，但这并不意味着饮食和心理健康之间存在因果关系，我们需要确定改变饮食是否会影响抑郁症患者的病情，这就是我们决定进行这项研究的初衷，也是我们的目的。"

开展有关饮食干预的临床试验并非易事，比如你不能为了做研究而让受试者吃以"垃圾食品"为主的饮食，因为这违背了伦理。因此，杰卡及其同事决定秉持着"友善对待"的原则进行试验。

"'友善对待'经常用于心理治疗试验，除非受试者不需要进行心理治疗。"杰卡说，"整个过程就和你去看心理治疗师或医生一样，你会与某人进行面对面的互动，仍然有人和你谈话1小时，我们知道这种沟通对抑郁症患者是有帮助的。"

在试验一开始，研究人员对每一名受试者的抑郁症状进行了基线评估，然后分别在3个月后和6个月后再次对其进行评估。他们发现，饮食干预组约32%的受试者的症状消失了，也就是说，大约1/3的接受饮食干预的受试者摆脱了抑郁症的困扰。研究人员几乎控制了其他所有也有助于缓解抑郁症的因素。也就是说，受试者症状的消失不是进行社交或锻炼的结果（虽然它们对人的心理健康状况也有很大的影响），也不是减肥的结果（受试者的体重在试验过程中没有发生显著变化）。归根结底，这是饮食上小而持久的改变的结果。自此，其他许多临床试验也得出了类似的结论：改变饮食有助于减轻甚至治愈抑郁症。[4]

杰卡说："我们原先没有想到饮食会产生如此大的影响，我们一开始认为饮食可能只会产生细微的影响。我们所有的营养师只是告诉受试者应该吃什么，给他们一些如何改善饮食的小建议。这次试验的过程中发生了许多令人惊叹的事情，其中最令人感慨的是，即使受试者患抑郁症的程度在临床上已经是中度、重度，表现出了抑郁的症状，但他们还是努力去改变饮食习惯，在饮食中添加一些对健康有益的食物。此外，我们看到他们的病情在很大程度上得到了缓解，饮食干预组约 30% 的受试者进入了我们所谓的临床缓解期，这意味着他们的症状已不再严重到被界定为临床抑郁症的程度。"

杰卡补充说明，受试者如果在很大程度上改善了饮食习惯，抑郁的症状也会在很大程度上得到改善。"人们的饮食越健康，病情的改善幅度越大。"她说，"这实在太好了。"

综上所述，饮食非常重要。这是一个令人激动的研究结论，它对心理健康从业者的工作造成了直接影响，激发我们去思考如何改变我们的治疗方法，让患者更有能力、更好地改善自己的病情。

那么焦虑症呢？我们能从 SMILES 研究中得出有关焦虑症的启示吗？杰卡认为，探讨饮食对抑郁症的影响是他们的主要研究目的，但他们也注意到受试者的焦虑症状减轻了。她的原话是："我们的研究主要关注的是饮食和抑郁症之间的关系，饮食和焦虑症的关系只是我们的次要研究目标。相对于对照组的受试者，饮食干预组受试者的焦虑症状也得到显著减轻。"

这是一项小型研究，之后又有几项临床研究印证了杰卡的结论，其中就包括澳大利亚麦考瑞大学的希瑟·弗朗西斯及其同事在 2019 年开展的一项干预研究。该研究显示，对年轻人进行饮食干预也得到了类似的结果。他们招募了 101 名年龄在 17 ~ 35 岁之间的年轻人，他们都有明显的抑郁症状，并且饮食都不太健康。研究人员对他们进行了为期 3 周的饮食干预。其中一半的受试者收到了一段时长 13 分钟的视频，他们可以根据自己的需要看视频。视频中，注册营养师教他们如何实行地中海饮食法，并鼓励他们增加蔬菜、全谷物、坚果、海鲜和橄榄油的食用量。他们还收到了这些食物，并被要求在开始实行时、第一周结束时和第二周结束时给研究人员打电话，以便研究人员评估他们做得怎么样。另一半受试者没有得到相关的饮食指导，只被要求在 3 周后给研究人员打电话。

与杰卡一样，弗朗西斯也发现，接受了饮食指导的受试者在 3 周后都表示抑郁和焦虑症状得到显著缓解。3 个月后，研究人员通过打电话的方式跟踪每个人的状况。[5] 令弗朗西斯感到惊讶的是，这些受试者不仅积极地改善他们的饮食，而且效果的持续时间比预期的还要久，长达几个月的时间。事实上，这些研究都表明，饮食对大脑健康非常重要。

这些随机对照临床试验研究表明，改善饮食足以改善心理健康。用营养丰富的食物替代垃圾食品有助于促进大脑健康，增强大脑功能。

## ◎ 打造抗抑郁关键营养素清单

劳拉·拉钱斯博士是多伦多大学成瘾与心理健康中心的精神科医生和临床研究员。她和我一样，看到有关饮食可以促进心理健康的研究后大受启发，于是我们决定一起进行深入研究。我们都明白，简单地告诉患者要实行地中海饮食法是没用的，当一个人感到沮丧或焦虑时，改变生活方式对他来说可能很困难。但正如 SMILES 研究所显示的，这其实是可以做到的。为了方便临床医生和患者，我们决定查阅科学文献，精准找出哪些营养素能最有效地对抗抑郁症，而哪些食物富含这些营养素。这样，临床医生就可以向患者推荐一些特定的食物来帮助他们促进大脑健康，而不是简单地告诉患者必须遵循地中海饮食。

（看到这里，你可能会对自己说："等等！我每天早上都补充多种维生素，难道这还不够吗？"我经常听到类似的话，具体内容我将在第 6 章详细探讨，在这里我只想简单地说明一点：要想补充身体和大脑所需的营养，只服用营养补充剂是不够的，也不能解决所有问题。我们的身体需要从食物中吸收必需营养素，营养补充剂根本无法与食物媲美。）

为了找出最有利于大脑健康的营养素，以及含有这些营养素的食物，我和拉钱斯博士整理了现有的科学文献，对与能够预防和治疗抑郁症的维生素和矿物质有关的所有研究进行权重排序，由此打造了一份全新的营养素清单。你可能还记得我在第 1 章所说的"抗抑郁关键营养素清单"，它就是我们将高营养密度食物中能缓解抑郁症甚至焦虑症的营养素（维生素和矿物质等）的含量进行排序的结果。我和拉钱斯博士不但特别关注有助于促进心理健康的必需营养素，还非常关注你可以从哪些食物中摄入这些营养素。这些营养素全都有助于优化大脑结构和功能。

## ◎ 吃什么能够对抗抑郁症和焦虑症？

### 叶酸

人体需要叶酸来合成和调节 DNA，以及合成与抑郁症相关的主要神经递质，如血清素和多巴胺。神经递质是人体内一类用于传递信号的特殊化学物质，能够为脑细胞之间的交流提供帮助。健康的大脑

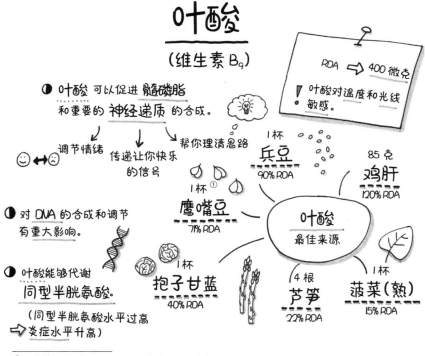

① 在美国，1 杯当量 = 236.6 毫升。——编者注

里的神经递质很充足，无论是帮助你感知周围的世界发生了什么，还是调节你的情绪，都不在话下。

你可能已经知道，医生往往会建议孕妇补充叶酸以促进胎儿脊髓和大脑的发育。这种对胎儿大脑发育有益的物质对成年人大脑的整体健康也有益，对于这样的结论，你大概也见怪不怪了。此外，叶酸还有助于调节你的情绪，让你感受到喜悦之情，帮助你理清思路。

活性叶酸（folate）是一种天然形式的叶酸。folate 一词来自拉丁语 folium，本义是"叶子"，现在你知道该从哪里摄入这种维生素了吧！没错，就是绿叶蔬菜。叶酸有助于合成大脑所需的关键物质，促进大脑健康，叶酸水平过低会导致人情绪低落、精力不足。检测血液中的叶酸水平是抑郁症患者健康查体的重要部分。研究发现，多达 1/3 的抑郁症患者缺乏叶酸。

缺乏叶酸会导致人体内的炎症水平升高。叶酸有助于分解一种名为"同型半胱氨酸"的特殊氨基酸，这种氨基酸是人体内常见的炎症标志物。如果人体内没有足够的叶酸来代谢同型半胱氨酸，炎症水平就会升高。同型半胱氨酸水平过高不仅是患抑郁症的重大风险因素，也是患心脏病的风险因素。

**食物来源：**绿叶蔬菜、彩虹色蔬菜、豆类

## 铁

大脑每天大约需要消耗人体摄入的 20% 的能量才能有效发挥作用，而为了获得这些能量，你的脑细胞需要源源不断地获得血红蛋白。血红蛋白是血液中的一种含铁蛋白质，负责将氧气从肺部输送至脑部；

肌红蛋白则是另一种含铁蛋白质，负责将氧气储存在肌肉中，以便你需要补充大量能量时使用。这就是为什么许多人认为铁是影响大脑功能的最关键的营养素。

铁还会影响抑郁症和焦虑症患者的病情进展。除了帮助大脑获得所需的氧气外，铁还是人体合成两种关键的神经递质——多巴胺和血清素的必需营养素，这两种神经递质负责调节人的情绪、注意力，使人产生快乐情绪。和叶酸一样，铁也是构成髓磷脂的一种成分，髓磷

# 铁

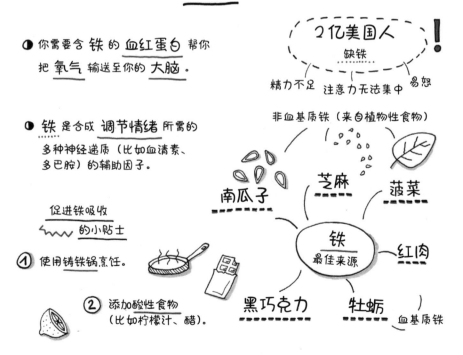

- 你需要含 **铁** 的 **血红蛋白** 帮你把 **氧气** 输送至你的 **大脑**。

- **铁** 是合成 **调节情绪** 所需的多种神经递质（比如血清素、多巴胺）的辅助因子。

**2亿美国人！**
缺铁
精力不足　注意力无法集中　易怒

非血基质铁（来自植物性食物）

南瓜子　芝麻　菠菜

**促进铁吸收** 的小贴士

① 使用铸铁锅烹饪。

② 添加酸性食物（比如柠檬汁、醋）。

**铁**
最佳来源

红肉

黑巧克力　牡蛎

血基质铁

脂是一种脂肪绝缘"材料",有助于神经元高速传递信号。

鉴于这种营养素的重要性,我们也就不难理解为什么缺铁会导致脑雾、精力下降和情绪低落了。素食者尤其要关注铁的摄入,因为人体吸收植物性食物中铁的能力比吸收肉类和海鲜中铁的能力差很多。你可以通过在饮食中额外添加酸性食物,比如柠檬汁或醋等来促进铁的吸收,或使用铸铁锅烹饪来增加铁的摄入。

**食物来源:**海鲜、坚果、种子、绿叶蔬菜、肉类、黑巧克力

## 长链 ω-3 脂肪酸

这种特殊的长链多不饱和脂肪酸是非常厉害的大脑保健物质。近年来,长链 ω-3 脂肪酸成了实至名归的网红营养素。它是你能摄入的碳链最长、最复杂的脂肪酸,能促进大脑产生更多重要的神经生长因子,从而增强大脑的神经可塑性,也就是提高大脑发育和应对变化的能力。它还能够降低大脑和身体的炎症水平。

你需要明白的是,并非所有的 ω-3 脂肪酸都有用。事实上,有两类 ω-3 脂肪酸。你可能听说过 α-亚麻酸(ALA),它是碳链较短、较简单的、植物来源的 ω-3 脂肪酸。还有一类更复杂的 ω-3 脂肪酸,如 EPA 和 DHA。虽然植物来源的 ω-3 脂肪酸对健康有许多益处,并且几乎是所有饮食的重要组成成分,但要想靠饮食战胜抑郁症和焦虑症,你必须确保摄入足够的更复杂的 ω-3 脂肪酸。

EPA 通过降低脑细胞中促炎因子的浓度来增强大脑功能;DHA 则有助于合成脑细胞的细胞膜,在突触的形成过程中起至关重要的作用,从而促进脑细胞之间的联系。据估计,大脑中大约 8% 的成分都

是 DHA。此外，DHA 还具有抗炎和神经保护作用，并且能被代谢为消退素。人类的大脑，特别是发育中的大脑，需要 EPA 和 DHA。缺乏长链 ω-3 脂肪酸会引发抑郁症以及其他与大脑有关的疾病。

食物来源：海鲜

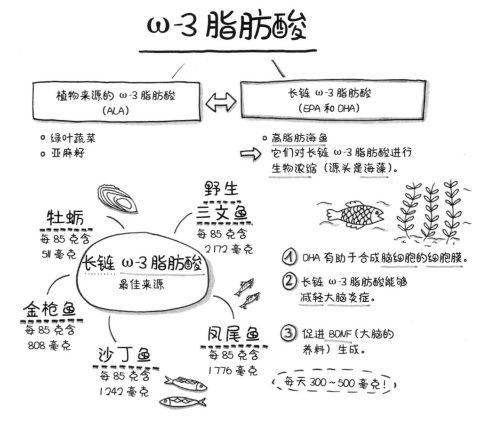

镁

镁，有时被称为"天然镇静剂"，在人体众多的生化过程中起重要作用。在大脑中，这种矿物质是神经和脑细胞正常运转所必需的物质，有助于突触信号的传递和神经 - 肌肉传导。事实上，镁是少数直接刺激大脑发育的营养素之一。它参与人体数百种不同的化学反应，且是大脑最基本的构成成分。从 DNA 合成到有效处理细胞废物等，各种

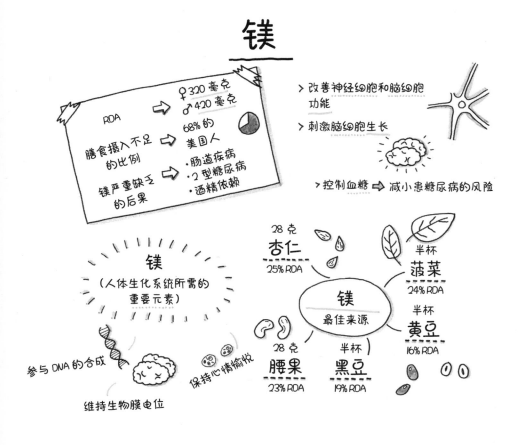

各样的过程都需要镁。

镁是治疗抑郁症的关键营养素。许多研究已经证实缺乏镁会导致人情绪低落。相关研究可以追溯到 1922 年，当一组患有激越性抑郁症的受试者经静脉注射了镁后，他们变得非常平静并且感觉良好，甚至其中的许多受试者都睡着了。从那时起，不断有研究发现缺乏镁会增大患抑郁症的风险。

我觉得镁好比一种可以将太阳的能量转移至大脑的物质。它是促进光合作用所需的最核心的矿物质，这就是为什么多吃植物性食物如此重要。镁的主要来源是坚果、豆类和种子以及蔬菜。当我想了解患者饮食中的各种营养素是否充足时，镁是我首先想到的矿物质之一。

**食物来源**：绿叶蔬菜、坚果、豆类、种子、彩虹色蔬菜

## 钾

这种矿物质使得人类神经系统中每个神经信号的传导都成为可能。钾可以协助细胞膜泵入重要的营养物质、泵出废物，从而帮助细胞保持稳定。因此，它有助于将氧气输送到大脑，也有助于神经元之间的信号传导。

缺钾会导致人精神疲劳、情绪变差。钾还有助于调节血清素水平，而缺钾会引发慢性疼痛。2008 年的一项研究发现，高钾饮食，即主要由植物性食物组成的饮食，有助于缓解抑郁症状。[6]

**食物来源**：彩虹色蔬菜、绿叶蔬菜

# 钾

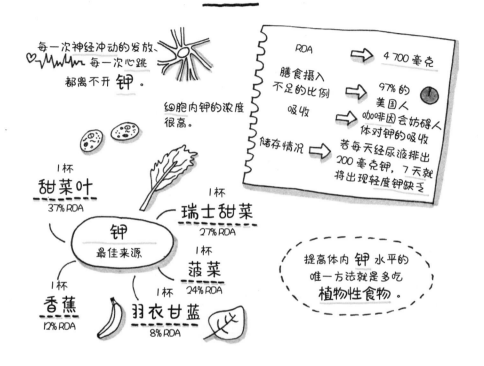

每一次神经冲动的发放、每一次心跳都离不开**钾**。

细胞内钾的浓度很高。

RDA ➡ 4 700 毫克

膳食摄入不足的比例 ➡ 97% 的美国人

吸收 ➡ 咖啡因会妨碍人体对钾的吸收

储存情况 ➡ 若每天经尿液排出200 毫克钾，7 天就将出现轻度钾缺乏

**钾**
最佳来源

1杯
**甜菜叶**
37% RDA

1杯
**瑞士甜菜**
27% RDA

1杯
**菠菜**
24% RDA

1杯
**香蕉**
12% RDA

1杯
**羽衣甘蓝**
8% RDA

提高体内**钾**水平的唯一方法就是多吃**植物性食物**。

## 硒

　　抗氧化剂有助于保护细胞（包括脑细胞）免受破坏性炎症因子，比如自由基的侵害。最强大的抗氧化剂不是你吃到的，而是你的身体自行生成的，但要想生成这些抗氧化剂，身体需要适当的原材料，硒就是其中之一。硒参与合成谷胱甘肽，而谷胱甘肽是大脑中最好的抗氧化剂，可以帮助脑细胞保持最佳状态。

硒在人体新陈代谢、DNA 合成和大脑信号传导的过程中也起重要作用。它对甲状腺至关重要，这么说来，缺硒会导致抑郁症和焦虑症也就不足为奇了。

**食物来源：**彩虹色蔬菜、海鲜

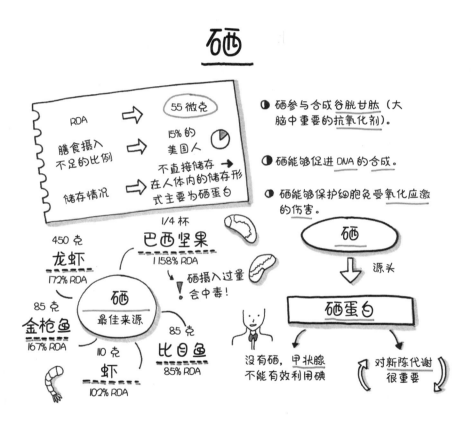

**维生素 B₁**

我在前文已经提到，大脑的运转需要大量能量。和人体的其他许多器官一样，大脑的能量来源为葡萄糖，但要想将葡萄糖转化为能量，大脑需要足够的硫胺素，即维生素 B₁。

维生素 B₁ 是科学家发现和分离的第一种维生素。严重缺乏维生素 B₁ 的人会患脚气病，而这种疾病会影响心血管系统，最终引发严重

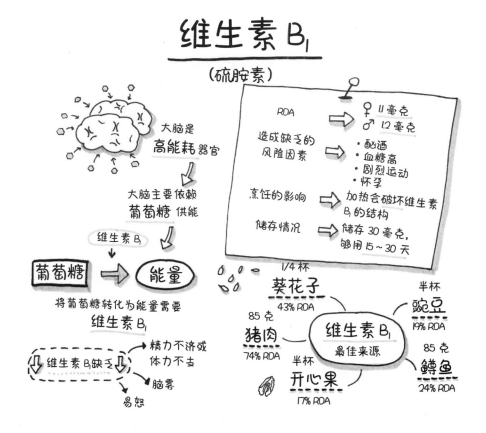

的神经和精神症状，因为大脑无法获得足够的能量。虽然大多数人维
生素 B₁ 的缺乏不至于严重到患上脚气病的程度，但是人一旦缺乏维生
素 B₁，就会出现精力不济、脑雾等症状。

**食物来源**：海鲜、蔬菜、肉类、坚果、豆类、种子

## 维生素 A

肉类、鸡蛋和乳品中的维生素 A 有时又被称为"视黄醇"。此外，维

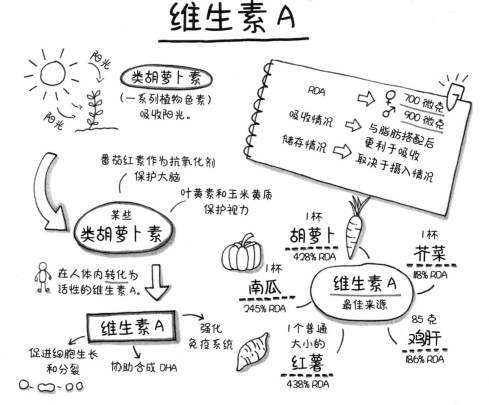

生素 A 还存在于植物性食物中，其中主要是亮橙色和黄色的蔬菜。维生素 A 不仅是抗氧化剂——可有效预防炎症引起的细胞损伤，而且有助于促进细胞的生长和分裂。维生素 A 还在人体合成 DHA 的过程中发挥作用，而 DHA 是一种长链 ω-3 脂肪酸，是大脑保持健康不可或缺的物质。至今已经有多项研究表明，大量摄入维生素 A 可以防止认知退化、减小患癌症和抑郁症的风险。最新的研究还表明，维生素 A 有助于增强神经可塑性，即有助于大脑形成新突触，更好地适应环境。

**食物来源：**彩虹色蔬菜、肉类、鸡蛋

## 维生素 $B_6$

维生素 $B_6$ 又名吡哆醇，是 B 族维生素家族的另一位成员。它的主要作用是帮助我们将吃下的食物转化为能量。此外，在我们成年之前，它对增强神经系统的功能十分重要。

维生素 $B_6$ 是人体合成神经递质血清素和去甲肾上腺素所需的原材料，而这两种神经递质都会影响情绪。它还有助于生成褪黑素，这种激素可以调节人的生物钟，告诉我们什么时候该睡觉了。与其他 B 族维生素一样，维生素 $B_6$ 也有助于降低人体内同型半胱氨酸的水平，从而降低炎症水平；同时，它有助于人体合成红细胞，将氧气输送至大脑。当体内维生素 $B_6$ 的水平较低时，人们往往难以集中注意力，也可能产生紧张、愤怒和悲伤等情绪。

**食物来源：**海鲜、彩虹色蔬菜、豆类、肉类、水果

# 维生素 B~6~

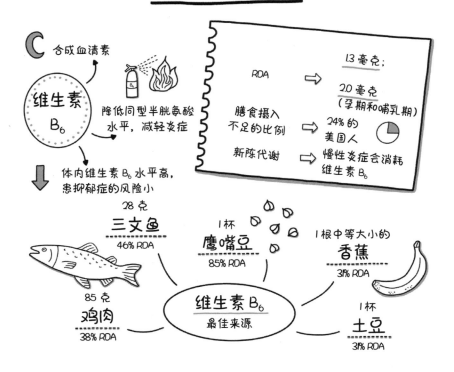

## 维生素 B~12~

 和其他 B 族维生素一样,维生素 B~12~(钴胺素)也有助于生成重要的脑化学物质(包括血清素、去甲肾上腺素和多巴胺),辅助调节情绪。此外,它还参与脑细胞髓鞘的合成,正如我在前文所介绍的,髓鞘使得突触的信号传导更有效。和维生素 B~6~ 一样,维生素 B~12~ 也有助于降低人体内同型半胱氨酸的水平。10% ~ 15% 的 60 岁以上的人缺乏这种维生素。遗憾的是，缺乏维生素 B$_{12}$ 会增大患抑郁症的风险。

之前的一项随机对照试验研究表明，补充维生素 B$_{12}$ 有助于缓解抑郁症患者的病情。其实，我们可以通过均衡的饮食，比如食用鸡蛋、乳品、贝类（蛤蜊、贻贝等）获得充足的维生素 B$_{12}$。

**食物来源：** 海鲜（尤其是贝类）、肉类、鸡蛋、乳品

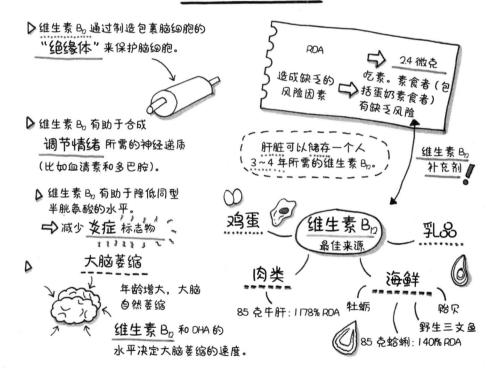

## 维生素 C

维生素 C 是一种强大的抗氧化剂，它不仅有助于预防感冒，而且有助于抵御炎症侵害身体和大脑。它在许多化学反应中充当辅助因子，从而促进细胞健康和神经信号的有效传递。此外，它还有助于人体更好地吸收铁等重要的营养素。为什么我们在吃海鲜时要搭配柠檬？除了这样吃味道更好之外，还有一个原因，那就是柠檬有助于人体从海鲜（比如海鱼、蛤蜊和牡蛎）中获取更多的铁。

我们早就知道缺乏维生素 C 会导致坏血病，使人出现诸如牙龈肿

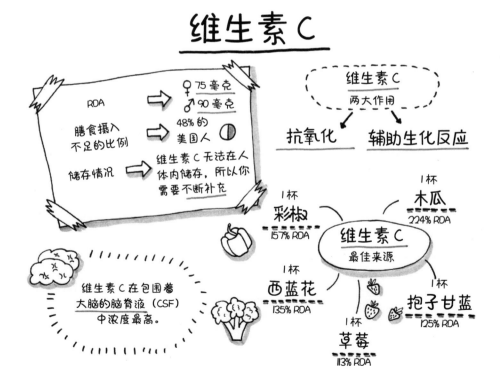

胀、出血和伤口难愈合等问题。其实，如果无法从饮食中摄入足够的维生素 C 也会导致疲劳和抑郁。一些研究表明，提高维生素 C 的摄入水平不仅有助于缓解抑郁症状，而且可以降低焦虑水平。

**食物来源：** 彩虹色蔬菜、绿叶蔬菜、水果

## 锌

这种重要的矿物质在人体细胞活动和免疫功能发挥作用的过程中

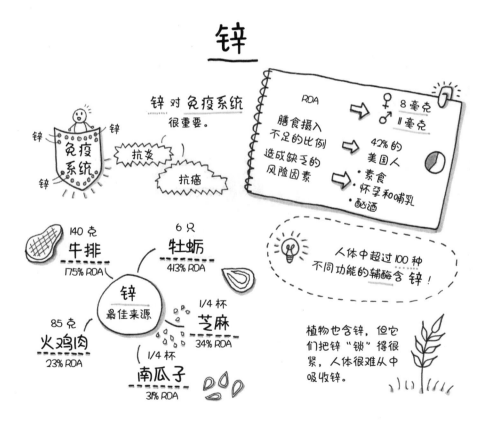

起重要作用。它是一种保护性营养素，除了支持人体的天然防御系统，对抗癌症、炎症等，它还能促进神经信号的传递。锌水平难以准确检测。缺锌可能导致体内谷氨酸和血清素等关键神经递质的水平降低，增大患抑郁症和焦虑症的风险。

**食物来源：**海鲜、肉类、坚果、种子

## ◎ 其他关键物质

我和拉钱斯博士在确定上述 12 种关键营养素的过程中，关注的重点是它们对抑郁症的作用，但其中大多数营养素也有助于预防和缓解焦虑症。正如我在前文所提及的，抑郁症和焦虑症经常同时出现，食用有助于大脑健康的高营养密度的食物也可以缓解焦虑症及其他许多心理疾病。确实有研究发现，长链 ω-3 脂肪酸和 B 族维生素在对抗焦虑症状方面起重要作用。

还有一种营养素与焦虑症直接相关，即胆碱。这是一种特殊的物质（B 族维生素的近亲），对脂质（包括隔离神经回路的髓磷脂）的合成很重要。它是制造磷脂酰胆碱的重要材料，而磷脂酰胆碱是所有细胞中最常见的脂质，有助于降低炎症水平。它也是合成重要的神经递质乙酰胆碱所需的关键材料，乙酰胆碱在学习和记忆方面起关键作用。

焦虑症被认为是人的学习过程出错的结果，因此确保你的体内有足够的胆碱来支持你学习和记忆，有助于你纠正这些错误。霍达兰健康研究（The Hordaland Health Study）显示，通过食用鸡蛋摄入更多胆碱的人，不太可能患焦虑症。

# 胆碱

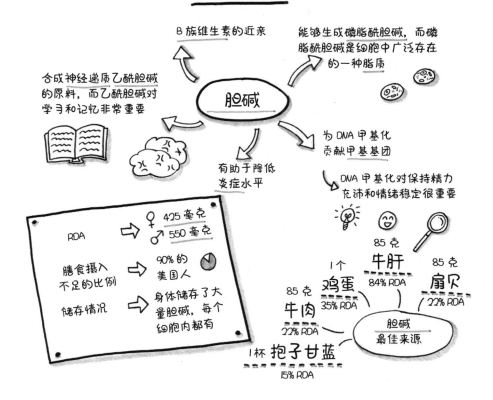

B族维生素的近亲

能够生成磷脂酰胆碱，而磷脂酰胆碱是细胞中广泛存在的一种脂质

合成神经递质乙酰胆碱的原料，而乙酰胆碱对学习和记忆非常重要

胆碱

为DNA甲基化贡献甲基基团

有助于降低炎症水平

DNA甲基化对保持精力充沛和情绪稳定很重要

RDA ⇒ ♀ 425毫克 ♂ 550毫克

膳食摄入不足的比例 ⇒ 90%的美国人

储存情况 ⇒ 身体储存了大量胆碱，每个细胞内都有

1个 鸡蛋 35% RDA

85克 牛肝 84% RDA

85克 扇贝 22% RDA

85克 牛肉 22% RDA

胆碱 最佳来源

1杯 抱子甘蓝 15% RDA

如果我不提能促进大脑健康的植物营养素——优质脂肪和好菌，那是我的疏忽。植物营养素是彩虹色的蔬菜和水果，即各式各样、五颜六色的蔬菜和水果里含有的物质或营养素，它们有助于促进神经发生，即促进新的脑细胞发育，以及减轻炎症。单不饱和脂肪酸（MUFA），如地中海饮食中常见的橄榄油中的脂肪酸，可以抑制炎症，并为髓鞘和细胞膜的合成提供原材料。

有些好菌一直生活在我们的肠道中。你可能没有意识到，你从小就在养育自己肠道中的菌群，你接触到的一切和你吃的一切都会对它们造成影响，最终决定是什么样的菌群生活在你的肠道里。在第 4 章，我将介绍更多能有效获得更多好菌的方法，但现在我想让你知道的是，这些微生物有助于调节情绪、改善认知水平、降低焦虑水平等。我在此部分提及的所有营养素和前面提及的 12 种营养素，都是你可以通

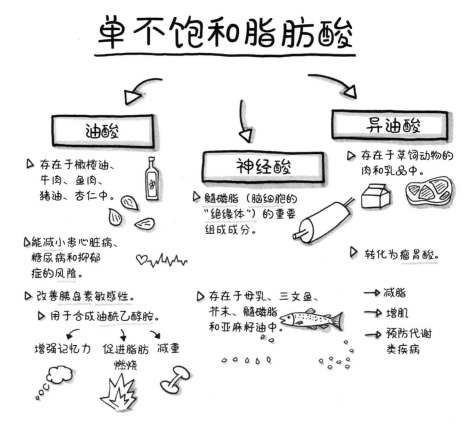

过饮食获得的、可用来对抗抑郁症和焦虑症的关键物质。

## ◎ 改变饮食方式，改善心理健康

我的目标是协助你为大脑提供营养，进而战胜焦虑症和 / 或抑郁症。但我也明白，我们每个人都有自己的口味、需求和价值观，每个人都会本能地选择自己想吃的食物。稍后，我将分门别类地介绍一些包含一种或多种有助于大脑健康的营养素的食物，以便更好地帮助你调整饮食。无论你是严格的素食者，还是正在进行生酮饮食，你都有很多办法去对抗抑郁和 / 或焦虑症。

虽然我现在就可以告诉你，你应该多补锌或我在上文提及的任何一种有助于大脑健康的营养素，甚至我可以建议你花钱购买一些营养补充剂（提出这样的建议对我来说很简单），但我知道调整饮食并不是一件容易的事。我并不是说你的饮食有多差劲，或者你的饮食是不合理的。我只想告诉你可以从哪些地方调整饮食，从而改善情绪或更好地控制自己的情绪，不再经常为各种事情担忧。我在这里介绍那些营养素，是为了帮助你了解它们是如何影响你大脑的健康，从而影响你的情绪的。

虽然你的大脑不是一块肌肉，但是如果获得了合适的营养，它也能变得更加健壮。在接下来的章节中，我将介绍为什么那些有助于抗炎和促进大脑健康的食物，可以帮助不同年龄的人的大脑变得更大、更健康，以及为什么这些食物有助于大脑发育，从而能帮助你预防或控制抑郁症和 / 或焦虑症。

## 本章回顾

- 大脑是人体中最复杂的器官，它拥有数百亿个神经元，以及其他关键细胞和辅助因子。

- 我们的大脑消耗了我们所吃的一部分食物，这些食物能为大脑提供能量和营养，促进大脑产生其所需的每一种元素。

- 现今，食物在供应端就发生了变化，这在很大程度上改变了我们滋养身体的方式——我们不再吃对大脑健康有益的、营养的、天然的全食物，我们吃了太多的方便食品，从而摄入了大量的化学物质（包括防腐剂）。

- 虽然一些流行病学研究早就发现了食物与心理健康之间的关系，但第一项有关饮食干预情况的随机对照临床试验研究近年才开展。

- 随机对照临床试验研究很清楚地表明，富含营养的食物有助于改善心理健康、预防和控制抑郁症和焦虑症等心理疾病。

- 我和拉钱斯博士深受启发，于是一起打造了"抗抑郁关键营养素清单"，并开始将其应用于临床实践。

- 不少研究表明，我们列出的 12 种关键营养素在以不同的方式促进大脑发育，维持大脑功能。

# 第 3 章

· · · · ·

# 如何培养新的脑细胞

**» 你选择的食物是如何影响大脑发育的？«**

在过去的几十年里，精神病学和神经科学领域的研究人员已经发现了很多影响抑郁症和焦虑症的生物学因素。大规模的遗传学研究，即全基因组关联分析研究发现，有很大一部分的患者具有相似的遗传特征。我们现在已经了解到，某些基因会发生变异，这通常与不同的神经递质或受体有关，很可能增大人们患抑郁症和／或焦虑症的风险。从这一方面了解一个人的心理健康非常重要，它能帮助像我这样的医生选择更好、更准确、更有针对性的治疗方法，帮助患者更好地控制抑郁症和／或焦虑症。

这些研究有助于患者更好地了解抑郁症和焦虑症，明白它们不是因自己失败或无法应对生活引发的。至少在一定程度上，抑郁症和焦虑症是生理性的，它们不仅仅与环境因素有关。但知道这一点可能让一些患者更加绝望，不知道自己的病情能否得到控制。

还记得皮特吗？一开始来找我时，他已经搬回去和父母同住了，因为他找不到工作。在我们第一次见面时，他告诉我他感觉自己"停滞不前"。"停滞不前"这个词我印象很深，因为皮特这样说的意思是他不得不回到他儿童时代的房间。他还谈及自己抑郁发作时的感受。

他说："有时候我觉得自己做什么都做不好，我的头脑里总是有这样的想法。"

皮特在青少年时期被诊断患有抑郁症，他已服用抗抑郁药多年，但药物似乎已经对他没有什么作用了。他对此感到非常沮丧，这是可以理解的。他不是他们家唯一患抑郁症的人，他有时担心自己的病是遗传导致的，担心他的大脑天生就是有缺陷的，他的基因会使他永远陷入悲伤和缺乏动力的状态。

皮特并非唯一有这样的感受的患者，许多与抑郁症和焦虑症抗争的人都觉得自己的基因有问题，觉得自己一出生就摸到一手烂牌。这是可以理解的。多年来，我们每次从生物学角度谈论 DNA 时就像在谈论天命一样。20 年前，当我从医学院毕业时，我们都相信基因决定了一个人从智力到行为的一切。底层逻辑是，我们的基因直接掌控着我们身体的生长、成熟和运作。你出生时无论得到了什么样的基因，都必须认命。因为这就是你的基因，而它们无法改变。

我们对大脑的理解也类似。当时的普遍认识是，成年后你的大脑就会发育成熟，你的基因决定了它将如何发育。除非受到攻击或受伤，否则在你成年后，你的大脑将在你的整个余生都处于同一状态。因为这些对大脑的认知，皮特和其他人在确诊存在心理障碍后会产生"停滞不前"的感受就不难理解了。如果抑郁症和焦虑症仅仅是因为基因缺陷造成大脑功能失常引发的，那么你也会产生自己无法改变现状的无力感。

但事实证明我们完全错了。随着近 20 年基因研究的进展，我们现在知道大脑完全有能力在一个人一生中的不同时期做出改变。我们知道基因在大脑的运作过程中起重要作用，但它们不是一成不变的。表观遗传学是一个新兴的领域，它着重研究我们的环境和生活方式如何改变基因表达的时间、地点和方式。它告诉我们，一个人的生物学命运比我们想象的更具可塑性。

为了更形象地介绍表观遗传学，我们将你的基因组视为一台台式电脑。你的基因组是由父母遗传给你的所有 DNA 组成的。在遗传过程中，你的基因有可能发生突变或自行调整，这就有可能产生一些使你更容易患抑郁症和 / 或焦虑症的基因。但就像你的电脑一样，硬件需要软件来给它下达指令，而表观基因组就是软件，它因受环境影响而改变了基因表达。实际上，你的生活经历，包括饮食、运动和社交等都会影响你的 DNA，从而使你的基因组扩大或缩小，甚至让你的身体停止合成不同的蛋白质，以此作为对你与环境之间的互动做出的反应。这很复杂，但我们看到的是，即使你有相关心理疾病的家族史，也没有任何东西是不能改变的，表观基因组的存在意味着你有能力做出改变。举个例子，改变你的饮食就可以改变你大脑的"出厂配置"。

表观遗传学的一个伟大的地方是，它向我们展示了大脑具有神经可塑性。换句话说，无论我们处于哪个年龄段，大脑都具有发育和适应环境的能力。这意味着没有人会"停滞不前"，我们每个人都有能力做出改变，包括我们可以决定我们吃什么，进而改变我们的基因表达，改善身体和大脑健康，从而更好地控制抑郁症和 / 或焦虑症。

## ◎ 更大的大脑，更健康的大脑

正如我在上一章介绍的，有多项研究表明，一个人的饮食质量与其心理健康状况之间关系紧密。进行地中海饮食不仅能减小健康的人患抑郁症和焦虑症的风险，而且能帮助不幸被确诊患有抑郁症的人更好地控制病情。那么接下来的问题是，食物是如何起作用的呢？食物对大脑做了什么从而影响到情绪了呢？澳大利亚迪肯大学食品与情绪中心主任费利斯·杰卡，SMILES 研究的领头人，决定检查一下人脑的海马体，看看是否可以获得线索。

杰卡说："海马体是大脑的学习和记忆中心，但我们也知道这个区域与心理健康有关。我们不确定究竟是什么导致了人的心理健康问题，但神经影像学研究表明，抑郁症患者的海马体较小，而当抑郁症被治愈后，他们的海马体会变大。"

你以前可能听说过海马体。这个小小的海马形区域通常被认为是大脑的学习和记忆中心，它也是人体边缘系统（情绪控制系统）的一部分，因此也受到心境障碍的影响。研究发现，抑郁症患者大脑中的这个对学习和记忆至关重要的区域更小，比正常人的几乎小了 20%。这是一个显著的不同，也许它可以揭示饮食与抑郁症之间的关系。

杰卡说，上述发现和加州大学洛杉矶分校费尔南多·戈麦斯·皮内拉的实验室研究结果均表明，成人大脑还可以生长出新的脑细胞，这促使她开始研究饮食与海马体体积之间的关系。

她说:"戈麦斯·皮内拉博士的实验室研究具有开创性,发现了实验动物海马体神经发生或者说新神经元诞生的证据。他们发现,新细胞的生长和海马体的体积在很大程度上取决于神经营养因子或者说能促进神经元生长的蛋白质的水平。这些研究表明,你可以通过调整饮食来提高体内这些重要蛋白质的水平,从而促进大脑发育。"

戈麦斯·皮内拉实验室的研究人员在给大鼠喂富含营养且对大脑有益的高 ω-3 脂肪酸食物后,观察到它们的海马体在变大,且大鼠的认知水平和情绪均得到改善。这些研究证据都显示,饮食、神经营养因子和海马体体积之间存在相关性。杰卡及其同事决定直接检查人的饮食与海马体体积之间的关系。他们让 255 名年龄为 60 ~ 64 岁的受试者填写问卷,以便了解他们的饮食习惯。在研究一开始,他们对每一名受试者均进行脑部扫描,4 年后再次对其进行脑部扫描,以观察饮食对海马体的影响。他们发现,吃得更健康的人海马体的体积更大了,而饮食不健康(比如吃西式饮食)的人则表现出相反的结果。杰卡及其同事对这个现象并不感到惊讶。

杰卡说:"类似的结论在进行大量动物实验时就已经被证实了,所以在看到人的饮食和海马体体积之间具有强相关性时,我并不感到惊讶。饮食质量佳的人,海马体体积会显著增大。它们之间的这种关联非常紧密,这是我们排除了其他所有可能与海马体体积相关的干扰因素后得出的结论。"

这项研究再次表明,饮食与心理健康之间存在关联。之后,还有两项大型研究再次验证了杰卡的研究结论,它们同样表明饮食质量很重要。更大的海马体意味着更健康的海马体,意味着脑细胞之间的联系更加紧密——脑细胞会积极与"邻居"进行交流，从而提高大脑的学习能力、记忆力，并改善人的情绪。更大的海马体意味着更健康的海马体，意味着大脑中的化学物质和分子更多，而这大大提升了海马体与大脑其他部位的协调合作能力。将这些研究与饮食和情绪相关的临床试验放在一起看时，我们发现，饮食可以在促进心理健康方面发挥重要作用，心理健康从业者不应再忽视这一点。

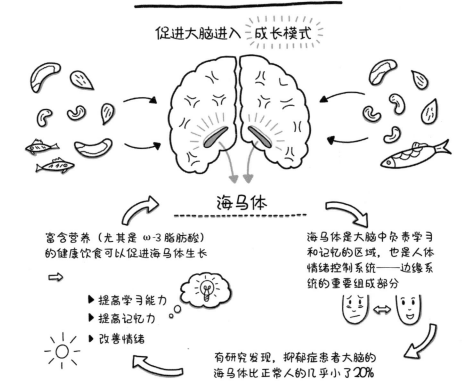

杰卡也对上述结论表示认同。她说："我们看到的是，不健康的饮食会对大脑及其功能产生不良影响，随着我们不断进行动物实验、观察性研究和神经影像学研究，我们找到了越来越多的证据。对这些证据进行汇总分析后我们最终发现，饮食显然是我们可以干预的环节，我们可以通过调整饮食促进大脑发育、改善其功能。"

大脑是一个充满朝气和活力的器官，大脑也需要与周围的世界建立联系。获得所需的营养后，大脑可以进入"成长模式"，增强神经可塑性，进而轻松地建立强大的新突触连接，更好地适应周围的世界。"成长模式"可以说是一种保护性状态，大脑进入"成长模式"后能产生保护因子，避免萎缩，而大脑萎缩是心境障碍患者经常出现的症状。

## ◎ 认识 BDNF

如果我要求你说出一种对心理健康十分重要，特别是能对抗抑郁症和 / 或焦虑症的脑化学物质，你的答案是什么？你很有可能回答"血清素"。这并不奇怪，因为科学家们已经将人体内这种重要的神经递质的缺乏与抑郁症和焦虑症联系起来，且现在最常用的抗抑郁药是 5- 羟色胺选择性重摄取抑制剂（5- 羟色胺就是血清素），它是通过提高突触间隙中血清素的水平起作用的。在过去的几十年里，在人们提及心境障碍和焦虑症时，血清素无疑得到了极大的关注。现在，最新研究更重视一种名为"脑源性神经营养因子"的物质，即 BDNF。

BDNF 是一种神经营养因子或神经营养素，也属于杰卡提及的能促进神经元生长的蛋白质。它是一种特殊的蛋白质，广泛表达于中枢神经系统，支持脑细胞的生长和增殖。有人说，BDNF 好比肥料，在大脑的发育过程中，BDNF 会促进新的脑细胞的产生和新突触的形成。这是一个恰当的比喻，但是 BDNF 还会帮助成年人保持大脑健康，保证大脑的完整性和适应性，它就是我们大脑形成新突触所需的物质。在实验室，当你在脑细胞样本上"撒"一点儿 BDNF 后，你可以观察到这些脑细胞不断生长，然后与邻近的细胞形成新连接。这值得一看。

BDNF 其实不仅是肥料，也是一种保护性分子。当你的大脑被毒素（比如某些食物中含有的反式脂肪酸或身体因承受慢性压力而分泌的有害激素）侵害后，你的脑细胞不仅需要努力形成保持大脑健康所需的突触，还要挣扎求存。此时，脑细胞需要很多额外的帮助。BDNF 就提供了这种帮助，它使脑细胞在面对这些威胁时适应能力更强。有了 BDNF，当你周围的世界发生任何变化时，你的脑细胞都能适应和成长。读到这里，你应该已经了解了为什么拥有更多的 BDNF 对大脑整体健康如此重要：它让脑细胞更健康、更具活力，使得脑细胞之间互相建立联系，促进脑细胞生长和存活。

当然，如果缺乏 BDNF，大脑运转起来可能非常艰难。现在已经有多项研究表明，抑郁症和焦虑症患者体内的 BDNF 水平比健康人体内的要低。一个人患上抑郁症和 / 或焦虑症之后，BDNF 这种对大脑非常重要的蛋白质的基因表达以某种方式下调了，这使得他的大脑不再能像健康的大脑那样合成足量的 BDNF。研究还表明，BDNF 基因 Val66Met 多态性① 似乎对那些曾在生活中遇到应激事件和经历童年逆境的人的影响更大。[1] 当这些人处境艰难时，大脑里 BDNF 的供应

---

① 基因多态性指同一基因段有不同的变异型，携带变异基因的人某些细胞的机能可能与其他人的不一样。——译者注

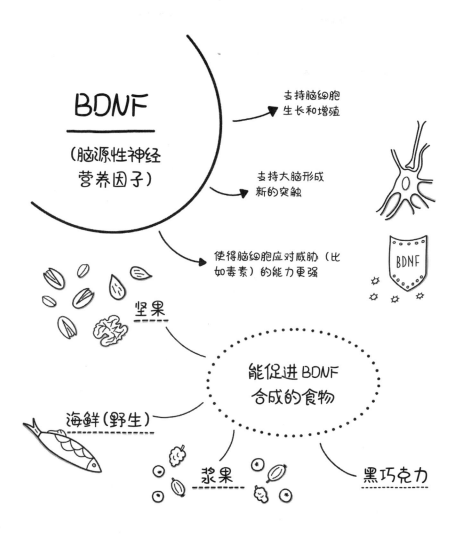

就会大幅缩减，最终可能引发抑郁症和 / 或焦虑症。

在阅读了所有关于生物分子和基因变异的介绍后，你可能认为我们又回到了那个古老的有关"停滞不前"的论点，但基因并不能决定一个人最终的命运。无论 BDNF 基因 Val66Met 多态性如何，你都可以提高体内 BDNF 的水平，比如吃更多能促进 BDNF 合成的食物（坚果、海鲜等）。我们每天吃的食物就是大脑在面对压力时保持健康的武器。

众多动物实验显示，恰当的饮食可以促进 BDNF 合成，同时制造出其他更多重要的神经营养因子。西班牙拉斯帕尔马斯大学的研究人员在开展了人类临床试验之后得出了同样的结论。在地中海饮食预防医学研究 [①] 中，具有开创精神的研究人员想看看，如果在一个人的日常饮食中添加某些食物，是否可以提高他体内 BDNF 的水平。你已经知道，许多研究表明，地中海饮食可以减轻抑郁症状。但是地中海饮食中是否有食物可以促进 BDNF 合成，进而增强神经可塑性，改善有关症状呢？

为验证这一想法，研究人员仔细观察了 243 名年龄为 55～80 岁的患者，这些患者此前参加了一项有关减小心血管疾病患病风险的大型饮食干预试验研究。在这项研究中，这些患者被随机分为 3 组：低脂饮食组、地中海饮食 + 初榨橄榄油组和地中海饮食 + 每日总计 28 克的核桃、杏仁和榛子组。受试者被要求实行指定的饮食法 4 年，其间每 3 个月与有经验的营养师见一次面，获得一些指导。在研究进行的第 3 年，研究人员比较了每一位受试者体内的 BDNF 水平与他们开始参加试验时体内 BDNF 的水平。他们发现，相较于进行低脂饮食的患者，进行地中海饮食的患者体内的 BDNF 水平更高。但令人惊讶的是，进行地中海饮食且每天额外吃少量坚果的人，体内的 BDNF 水平显然比其他人的更高。在试验开始时，有些患者就已经出现了抑郁症

---

① 这是一项有关地中海饮食的大型干预试验研究，当中的原始数据为很多"子研究"提供了分析数据。——译者注

状，这些人体内的 BDNF 的增幅更为显著，抑郁症状相应减轻。事实证明，只需额外吃一些坚果就足以提高膳食质量，坚果作用巨大。

每天只需额外吃大约 28 克坚果，就足以改善身体健康。对于这个发现，你可能感到惊讶。但你如果知道，你的身体需要原材料来合成有助于改善大脑健康的 BDNF，可能就不会觉得惊讶了。你只有摄入足量的重要的氨基酸（即蛋白质的构成成分），以及必需的维生素和矿物质，才能提高 BDNF 的水平。而坚果中就含有许多这些关键营养素。还有一些食物能提高人体内的 BDNF 水平。近年的一些研究表明，富含长链 ω-3 脂肪酸的野生海鲜、富含锌的南瓜子（牡蛎也富含锌），以及富含花青素的浆果（红葡萄还富含白藜芦醇）等都有助于促进 BDNF 的合成。吃这些食物可以帮助你战胜抑郁症和 / 或焦虑症。

总而言之，上述食物不仅有助于人体合成神经营养因子，还能保护脑细胞。每天在饮食中添加少量坚果，不仅能帮助你的大脑巩固脑细胞在重要神经环路上的连接，还能在脑细胞被促炎因子袭击时保护其免受伤害。

## ◎ 炎症比比皆是

近年来，人们认识到了"炎症"的重要性，因此它成为医学领域的一个热门词语。适度的免疫应答对人体是有益的。当身体遭受创伤或患上疾病时，免疫系统会促进白细胞、各种蛋白质的合成和激素的分泌，从而抵御入侵者，清除受损细胞，帮助身体愈合。你上次注意到炎症反应，可能还是你刮伤了手臂的时候。在人受伤、留下伤口后，免疫系统就会启动防御反应，这导致伤口周围发红、肿胀，这些症状均表明免疫系统正在工作。

然而，如果炎症持续的时间过长，就可能出问题。在这种情况下，完全健康的细胞可能受到影响。出于某种原因，我们并不完全理解为什么免疫系统得到错误的信息后，不仅会攻击受损细胞，还会攻击附近的正常细胞。慢性炎症遇到易感基因，就可能引发哮喘、银屑病、溃疡性结肠炎和类风湿性关节炎等自身免疫性疾病。而随着时间的推移，健康组织也将开始受到所有这些不同免疫因子的攻击，从而受到伤害。

大脑和身体的其他器官一样，也会受到炎症的影响。有几种特定的免疫细胞有助于大脑保持最佳状态。第一种是星形胶质细胞，这些独特的星形细胞属于神经胶质细胞，是大脑的护卫队。当神经元受到某种损伤（比如我们常提到的感染或创伤）时，这些细胞就会赶到现场，清理受损的细胞。

另一种名为"小胶质细胞"的神经胶质细胞也起着至关重要的免疫作用，它们是大脑中的主要免疫细胞，负责检查其他细胞（包括神经元）是否存在问题。这些独特的细胞在大脑中游走，途中轻轻触碰遇到的每一个神经元，就好像只是路过顺便打个招呼一样。如果在检查过程中一切正常，小胶质细胞就会继续前进；但如果遇到出现问题的细胞，小胶质细胞就会开始行动，截断问题细胞与其他细胞之间的联系或吞噬受损细胞，以便将其与其他"垃圾"一起清除。阅读到这里你应该已经了解到，星形胶质细胞和小胶质细胞均有助于提升人的免疫力，帮助大脑维持最佳状态。

加拿大多伦多大学的医生和精神药理学家罗杰·麦金太尔研究了

炎症是如何改变大脑功能的。他认为，我们需要认识到炎症本身对人体并没有坏处，炎症反应实际上对人体有益，它的存在有助于我们将身体和大脑保持在最佳状态。

罗杰·麦金太尔说："我们需要炎症反应，虽然我们曾经认为小胶质细胞只能为神经元提供结构性支持，但我们现在知道它们具有重要的免疫作用。它们穿梭于大脑中，去修整突触，甚至清除一些受损的细胞。这样的过程对大脑的演变和正常发育是必要的，炎症反应对此亦有助益。"

但是，慢性压力、环境毒素或激素失衡等可能导致促炎因子和抗炎因子分泌失衡，从而导致大脑中的促炎化学物质过多，于是麻烦找上门了。

"促炎因子和抗炎因子分泌失衡时，大量促炎因子涌入大脑，危及关键细胞和神经回路，"麦金太尔解释说，"大脑中的炎症会导致细胞受损，从而影响神经回路，进而影响人的感受。当炎症反应出错时，可能导致大脑中出现非常危险的情况——大脑中与觉醒、恐惧和情绪相关的特定区域的神经回路和神经网络活动发生改变。"

麦金太尔口中的"大脑中与觉醒、恐惧和情绪相关的特定区域"就包括海马体。对此你可能不会觉得惊讶，抑郁症和焦虑症的发病确实与海马体有关。

其实医生们很早就发现，感染和抑郁症状之间存在奇特的相关性。试想一下你就会发现，流感患者与抑郁症患者的症状存在很多共同之处，比如情绪低落、易怒、对往常喜欢的活动缺乏兴趣、焦虑加剧。这些有趣的共同之处可能对寻找心理健康问题出现原因的精神科医生有一些启发：既然炎症对身体的影响如此巨大，那么它是否也会对大脑造成影响呢？

时至今日，数十项开创性研究已经让我们明白，慢性炎症确实与抑郁症和焦虑症存在关联。事实上，许多研究均表明，约 1/3 的抑郁症患者体内的炎症标志物（如 C 反应蛋白或白细胞介素 -6）的水平较高。当大脑中的这些炎症标志物的水平上升时，后果将更加严重。美国埃默里大学的研究人员扫描 C 反应蛋白水平高的抑郁症患者的大脑时发现，他们大脑中连接负责奖赏机制和执行功能两大区域的关键神经回路的激活水平较低，这就类似于手臂伤口周围发生肿胀，只是炎症此时发生在大脑里，且显著影响了大脑不同区域间的协调和沟通，导致常见的抑郁症状。[2]

麦金太尔认为，从进化的角度来看，这是非常有意义的。数千年前，当人类在热带草原上以狩猎为生时，促炎因子会引起一些症状，这可能是当时人类的生存优势。

他说："那时的人类经常感染或受伤，所以改变大脑不同的区域是有道理的，因为此时人非常脆弱，减少动力、增加恐惧感或焦虑感可以让人停留在原地，以便节省精力并加速康复。"

虽然迄今为止，大多数研究关注的都是炎症与抑郁症之间的关系，但已有相当多的研究表明，促炎因子可以直接改变大脑中"恐惧中心"的回路，这也意味着慢性炎症与焦虑症存在关联。

麦金太尔说："焦虑源于恐惧，恐惧某种事物，无论是蜘蛛，还是社交。"

我们可以再次从进化的角度思考这一点。当一个人受伤或患病时，出现炎症会增强他的恐惧感，帮助他活下来，因为这可以让他保持高度警惕，尽管这不一定对他最好，但确实可以帮助他避开掠食者或其他危险源。话虽如此，但在当今世界中，环境已经有了很大的不同，这就是为什么现在过度焦虑对我们的生存弊大于利。麦金太尔认为，恐惧这种情绪本身就具有促炎性，这意味着持续而强烈的担忧往往会导致更持久和更强烈的担忧。你现在应该可以理解，为什么以可靠的方法促进强大的免疫系统恢复平衡如此重要了。

## ◎ 炎症只是副作用？

多年来，一些人一直认为炎症是抑郁症和焦虑症带来的副作用，而不是引发抑郁症和焦虑症的因素。正如麦金太尔所说，抑郁症和焦虑症确实很可能促进人体释放更多的促炎因子，导致恶性循环。但这并不意味着你无法找到纠正的方法，从而使免疫系统恢复平衡。事实上，最新的荟萃分析结果显示，同时治疗心境障碍和炎症可以使传统的抗抑郁药更好地发挥作用。

丹麦奥胡斯大学的研究人员分析了现有的临床试验结果后发现，在这些临床试验中，患者服用抗抑郁药的同时还会服用非甾体抗炎药（NSAID）或他汀类药物，这些药物通常用于治疗关节炎或高胆固醇血症等疾病。抑郁症患者通常还会出现其他健康问题，但值得注意的是，高水平的促炎因子也会使这些健康问题更加严重。

奥胡斯大学的研究人员在分析现有的研究时发现了一些非常有趣的事情：许多研究实际上是针对抑郁症之外的心理疾病或问题设计的，但同时衡量了受试者的抑郁症状；当受试者使用抗炎药时，他们的情绪得到显著改善，而且效果似乎比接受单纯的抗抑郁治疗的效果更好。

减轻炎症有助于缓解包括抑郁症在内的许多心理疾病或问题，这个发现很重要。

一个有趣的证据来自关于氟西汀（百忧解）的研究。氟西汀是治疗抑郁症最常用的药物之一，也能抑制炎症反应。它是一种 5- 羟色胺选择性重摄取抑制剂，作用机制是阻断神经元吸收血清素，从而提高突触间隙中血清素的浓度，促进突触间信号的传递。这种药物也促使那些促炎因子"暂停营业"，并离开大脑。各种动物实验都显示，氟西汀不仅可以改善动物的感受或情绪，还可以降低它们体内促炎因子的水平。

这是否意味着所有抑郁症患者在服用抗抑郁药的同时都应该服用氟西汀呢？或者是否意味着氟西汀对所有人都有用呢？答案当然都是否定的。每个人的心理健康状况都不一样，但人们越来越清楚，焦虑症和抑郁症也是炎症性疾病，抑制免疫系统释放促炎因子似乎是治疗的关键。但要想了解如何最好地抑制这些促炎因子的释放，则需要先解答一个大问题，即"脑部炎症是从何而起的？"

## ◎ 炎症出现的原因

不幸的是，要想在炎症与某一因素之间建立严谨的因果关系没那么简单。我们知道一些毋庸置疑的因素：慢性压力、吸烟、疾病、睡眠不足、环境毒素、缺乏锻炼、缺乏社交和肥胖。它们也是引发心境障碍和焦虑症的风险因素。此外，在这些有关炎症出现的原因的研究中，有一种因素不断出现。我想你可能猜到了，没错，就是不健康的饮食。

典型的西式饮食（很少的新鲜水果和蔬菜，过多的肉制品、精制碳水化合物和反式脂肪酸）一直与较高水平的炎症标志物相关。饮食多以全食物为主的人，如进行地中海饮食的人，体内的炎症标志物较少。很多原因使得饮食与炎症密切相关，进行全食物饮食（以全谷物和植物化学物质含量高的食物为主）有助于促进人体合成神经营养因子和其他抗炎化学物质。这些物质都能保护我们的身体免受因长期发炎而产生的自由基的侵害。当你吃大量具有抗氧化作用的彩虹色蔬菜和水果时，那些被慢性炎症殃及的"池鱼"——健康的细胞，才可以更好地进行自我保护。

你也可以把矛头指向方便食品。我们现在知道，一方面，含有大量精制碳水化合物和反式脂肪酸的深加工食品会引发慢性免疫活动；另一方面，健康的食物（如海鲜和绿叶蔬菜）中的长链 ω-3 脂肪酸，已被反复证明有助于减轻炎症。经常食用富含长链 ω-3 脂肪酸和抗氧化植物化学物质的食物的人，身体和大脑中的促炎因子较少，他们在面对生活中的压力时，体内的促炎反应也较少。

有证据表明，炎症与心理健康之间存在密切联系。这和乳糜泻有关，而乳糜泻是一种因对麸质产生严重炎症反应而导致的自身免疫性疾病，麸质则是小麦、大麦和黑麦等谷物中的一组蛋白质。如果乳糜泻患者摄入麸质，他们的免疫系统就会攻击小肠内壁。乳糜泻常见的症状是腹泻、腹胀和疲劳，但也有大量乳糜泻患者反映自己有抑郁和焦虑的症状，这些乳糜泻患者确实容易患心理疾病。

为了更好地了解乳糜泻与心理健康之间的联系，米兰圣心天主教大学罗马校区的研究人员追踪了 35 名乳糜泻患者和 59 名身体健康的人。这些受试者需要进行无麸质饮食一年时间，在这一年里，他们需要剔除饮食中的小麦和其他含麸质的食物。

　　在研究一开始，研究人员使用标准方法来评估每个人的抑郁和焦虑水平。不出所料，与健康的人相比，乳糜泻患者的抑郁和焦虑水平更高。但一年后研究人员发现，乳糜泻组受试者患焦虑症（而非抑郁

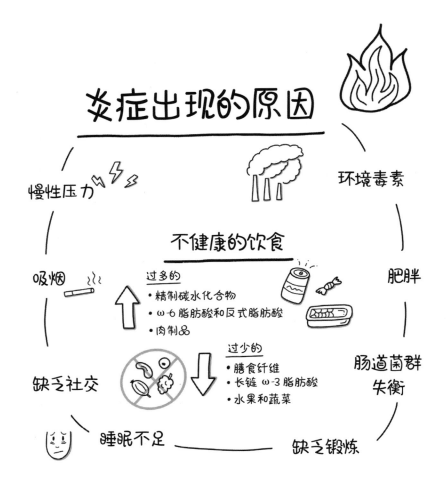

症）的比例下降了近 50%。<sup>①</sup> 这是一件令人难以置信的事情。要知道，乳糜泻患者经常同时患有焦虑症，而一般人群焦虑症的发病率约为 20%，这意味着有些人仅仅去除饮食中致炎的麸质，就足以战胜焦虑症。[3]

我之所以提及这项研究，是因为它揭示了炎症对心理健康的影响。但不用担心，我的意思不是你不能吃面包！但是你要知道，乳糜泻患者天生对麸质不耐受，他们摄入麸质会导致炎症水平升高，降低炎症水平则可以更好地调控焦虑情绪，了解这一点十分重要。

证据不断指向一点，那就是食物会在很大程度上影响大脑管理免疫系统的方式。无论你是否患有乳糜泻等自身免疫性疾病，减轻炎症都有益于你的大脑和心理健康。


## ◎ 抗炎营养素


好消息是，正如不当饮食会导致人体内的炎症更加严重一样，吃对东西也可以缓解甚至消除炎症。在这里我想告诉你，"抗抑郁关键营养素清单"上的两种营养素有助于减轻炎症，它们可以帮助你更好地控制抑郁症状。第一个是长链 ω-3 脂肪酸，正如我在上文所提及的，这些人们在野生海鲜中发现的重要脂肪酸有助于降低炎症水平。众多研究表明，它们可以有效减轻抑郁症状。[4] 此外，人们没有发现它们有副作用。每周吃 3~4 次海鲜，用它们代替鸡肉或牛肉，你就可以

---

① 在这项研究开始时，乳糜泻组受试者患焦虑症的比例是 71.4%，一年以后比例下降至 25.7%。——译者注

更好地通过饮食来战胜抑郁症和焦虑症。

　　另一种值得一提的营养素是镁。大规模流行病学研究（如针对挪威西部老年人所进行的霍达兰健康研究）表明，人体内的镁水平过低不仅会使炎症水平升高，而且与抑郁症发病率较高有关。在日常饮食中添加富含镁的食物，如牛油果、黑巧克力和南瓜子，可以帮助你预防或缓解抑郁症。分子生物学研究发现，人体内较高水平的镁可以增强突触的功能、改善睡眠质量、降低促炎因子的水平，从而缓解人的情绪。有助于对抗抑郁症的营养素还可以控制大脑恐惧中心的炎症水平，从而帮助人们减轻那些挥之不去的忧虑感。

　　如果你与皮特和其他很多人一样，有"停滞不前"的感觉，这可能是因为你正在与抑郁症和 / 或焦虑症斗争。你要知道，你没有停滞不前，你从来没有停下来，你的大脑是一个可以随时发生变化的器官，你有能力改变它。现在的科学研究提供了一个非常清晰的解决方案，那就是调整饮食，这对预防和治疗抑郁症和焦虑症都很重要。你的饮食是你自己可以控制的，积极调整饮食可以帮助你的大脑进入"成长模式"，使它更健康、更平衡。

　　你可能无法摆脱工作上的压力，或无法在一天中挤出更多的睡眠时间，但你肯定有办法在自己的饮食中添加更多对大脑有益的营养素。众多的干预研究一致表明，营养丰富的全食物可以帮助你提高体内的BDNF 水平，减少体内危险的促炎因子。是时候开始考虑如何在我们的饮食中添加更多有益大脑健康的食物啦！

## 本章回顾

- 我们从前一直认为一个人的基因组决定了一个人生物学上的宿命。但我们现在终于明白，在一个人一生的不同时期，大脑都可以发生不同的变化。

- 表观遗传学是一门新兴的学科，它着重于研究我们的环境和生活方式如何改变我们基因表达的时间、地点和方式，这意味着我们的选择，比如对饮食的选择，可以影响我们大脑的功能。

- 有研究表明，地中海饮食富含抗抑郁关键营养素，进行地中海饮食可以使大脑，特别是其中与抑郁症有关的海马体进入"成长模式"。吃更多海鲜、蔬菜和橄榄油的人的海马体更大。

- 如今已经有许多研究将血清素等神经递质与心理健康联系起来了，但其实还有其他许多重要的神经化学物质与心理健康有关。BDNF 就是其一。它是一种既能充当大脑的"肥料"又能充当大脑保护剂的物质。一个人的饮食如果包含腰果、核桃、杏仁和榛子，以及富含长链 ω-3 脂肪酸的野生海鲜和浆果，那么他的大脑将获得充足的BDNF。

- 炎症与抑郁症和焦虑症等心理疾病存在关联。饮食是最能影响一个人体内炎症水平的因素，也是我们最容易改变的因素。含有更多长链 ω-3 脂肪酸、植物营养素、B 族维生素以及锌、镁等矿物质的饮食，有助于降低人体内的炎症水平。

# 第 4 章

·····

# 优化胃肠道，促进心理健康

» 抑郁症、焦虑症和肠道菌群 «

如果我告诉你，大脑健康不仅仅与大脑有关，你会怎么想？难道身体的其他器官也有助于调节神经递质等神经化学物质，从而确保大脑处于最佳状态？这确实可能让你感到惊讶，相关的研究成果首次发表时甚至震惊了整个神经病学界。

一些重要的研究的确表明，人类的胃肠道在调节心理健康方面起着关键作用。你没看错，就是胃肠道。正如某些基因发生突变会增大一个人患抑郁症和 / 或焦虑症的风险一样，你胃肠道的环境也将影响大脑的健康状况。

由于生活压力太大，苏珊（我在第一章已经介绍过的一位忙碌的全职妈妈）第一次来见我时不仅有严重的焦虑和失眠问题，还有相当严重的肠胃问题。几年前，她被确诊患有肠易激综合征，这种疾病的症状包括腹痛、胀气、腹泻和便秘等。在问及她的病史时，我很快就发现，当她感到忧虑时，她的胃痛和腹泻也会加重。

"说起来有点儿尴尬，"她说，"当我觉得压力变大时，我会经常去厕所，肠胃问题确实让我感到更加焦虑。"苏珊的经历并不罕见。事实上，我开始注意到，来找我的许多焦虑症患者也患有某种肠胃病，而且肠胃病的症状会随着他们焦虑水平的升高而加重。我在抑郁症患者群体中也发现很多人患有肠胃病，他们的心理健康和胃肠道健康似乎存在着某种关联。这其实并不奇怪，作为人类，我们一直都认为精神和胃肠道是紧密相连的。英语里用 gut reaction 和 gut feeling（其中 gut 是胃肠道的意思）来表示"直觉"是有道理的。当我们感到非常悲伤时，我们会说"哭断了肠"；当我们感到紧张时，比如大考前夕或在一大群人面前演讲时，我们的肠胃经常有异样的感觉，可能是轻微的肠胃不适，也可能是强烈的恶心感。虽然肠胃问题和心理健康问题有很多相似之处，但我们才刚刚开始了解它们之间的关系。某些患者的胃肠道症状有时可能很严重，所以很难将其与心理健康问题联系起来。我们出现的症状往往会被医护人员以及我们的朋友和家人否定，他们常说"都是你自己想多了"。胃肠道疾病的这些症状和其他病的症状类似，这确实让人难以理解。

在过去的一个世纪里，大量动物实验表明，胃肠道和大脑之间存在着双向联系，这一强大的"信息高速公路"被称为"肠—脑轴"，它对我们的生存至关重要。你的胃肠道是数以亿计的神经元的家园，可以在几毫秒内向神经系统发送信息，胃肠道和神经系统之间的这种持续沟通的能力正是人类的一大生存优势。胃肠道可以让大脑知道你已经吃饱，或者告诉你真的不该再吃第 4 个甜甜圈了。如果你吃了什么不对劲的东西，比如含有病原体的食物，胃肠道可以立即将这一信息传递给大脑，以便通过呕吐或腹泻来帮助你摆脱入侵者。爱尔兰科克大学的神经科学家约翰·克赖恩是《精神益生菌的革命》（*The Psychobiotic Revolution*）的作者之一。他指出，胃肠道和大脑之间的交流对内稳态，即内部稳定状态的维持（只有这样，你的身体和大脑才能尽其所能地工作）至关重要。他把胃肠道和大脑之间的这种双向信号交流比作一栋漂亮的房子（比如英国著名电视剧《唐顿庄园》中的那种房子）不同楼层之间的通信。富裕的主人住在房子的上层，几乎控制着周围的一切；仆人等则住在下层，须随时满足主人的需要。

克赖恩说："上层和下层相互依赖。但从远处看，它们又是完全分开的，彼此之间没有太多的交集；但下层出错会影响上层，而上层的变化也会影响下层。我们在胃肠道和大脑之间也看到了同样的情况。"

其实早在 20 世纪初，科学家就已经发现了这一现象，当时治疗胃溃疡的常用手段是"胃切除术"。这是一种将胃部分或全部切除的手术，虽然接受手术的确让患者的胃溃疡有所好转，但是显著增大了患者患精神疾病的风险。动物实验的结果与之类似：在切除部分胃肠道、减少胃肠道与大脑之间的沟通后，大鼠和小鼠均表现出更高的压力水平，均出现恐惧行为和认知障碍——你可能已经知道这些都是抑郁症和焦虑症的症状。

我们依靠胃肠道来好好地消化和吸收每天食用的食物。没有胃肠道，我们就无法获得生存所需的营养，更别提健康生活了。但是，哺乳动物的胃肠道不仅具有消化功能，还和内分泌有关——能分泌激素。

因此，胃肠道在免疫反应中起着关键的作用。胃肠道决定了促炎因子在何时、何地以及如何在人的身体和大脑中释放。胃肠道拥有数以亿计的神经元，虽然这有点儿令人难以置信，但胃肠道确实是人类除大脑之外拥有最多神经元的部位。

总而言之，胃肠道是一个非常独特的系统，它不断与大脑进行沟通，但其实它的运转不是独立的，而需要依赖其中的菌群，主要是生活在肠道中的数以万亿计的微生物，包括细菌、古菌、真菌、病毒等。肠道菌群能够将信息准确传递给大脑，从而维持身体的正常运转。了解胃肠道如何与大脑进行沟通是当今最新的研究领域，相关研究为饮食如何影响抑郁症和焦虑症提供了有力的证据。毕竟，没有比食物更能影响肠道菌群的东西了。

## ◎ 肠道菌群的调节作用

正如我们在上一章中所讨论的，炎症是抑郁症和焦虑症的主要诱因。克赖恩说得很好，当你知道免疫系统会影响你的身体和大脑中发生的一切，而肠道菌群在调节免疫系统功能的过程中发挥着重要作用时，很容易就能得出"肠道菌群和大脑健康密切相关"这一结论了。

克赖恩说："这非常复杂，肠道菌群不是单一的个体，尽管我们在谈论它时多把它当成一个整体，但它实际上是由许许多多不同的微生物组成的复杂的生态系统。它就好比一片热带雨林，我们现在已经一步步了解到，这片'热带雨林'正在生产各种各样的神奇的化学物质，以不同的方式维持着大脑的健康。"

对我们来说，将肠道微生物，特别是其中的细菌视为可以促进健康的物质，其实是认知上的一次颠覆性改变。我们一般都认为细菌是有害的致病因素，但其实并非所有的细菌都是病原菌。许多我们认为具有致病性的细菌，比如大肠杆菌，其实天然存在于肠道中。当我们遇到特定的菌株，或者它们在我们体内繁殖得过快、数量过多时，我们才会生病。肠道中的大多数细菌都是低调的、不显眼的，在我们的人生旅途中一直与我们相伴同行。我们与它们共生，只有我们健健康康的，它们才能不断生长和繁殖，它们需要我们，我们也离不开它们。

我们每个人都有自己的肠道菌群。刚出生时，你体内的肠道菌群由母亲子宫和产道里的细菌组成。出生后，呼吸时、尝试新食物（当然也包括你喜爱的食物）时、与他人拥抱时、探索外面的世界时、与陌生人握手时，甚至抚摸猫或狗时，你都会接触新的微生物。你与环境进行的每一次互动都可能改变你的肠道菌群，有时变化较小，但有时变化巨大。

为了保持健康，你需要一个多样化的肠道菌群，其中有各种好菌，或者说益生菌。当然，这些好菌会帮助你分解食物，并重新合成重要的营养素，如 B 族维生素。它们还通过制造短链脂肪酸来调节我们的免疫系统，为肠道细胞提供营养。没有它们，我们的身体将无法获得最佳的营养——许多营养物质会直接从肠道流走，而有些营养物质人体根本就无法合成。这就是为什么我们要依靠肠道菌群来帮助我们从食物中尽可能获得营养。

肠道菌群还帮助肠道向大脑发送重要信息。这不是简单地让你的大脑知道你吃了一些奇怪的东西，应该将其尽快清除出去，实际情况要比这复杂得多。你可能好奇科学家是如何知道肠道菌群的作用的。

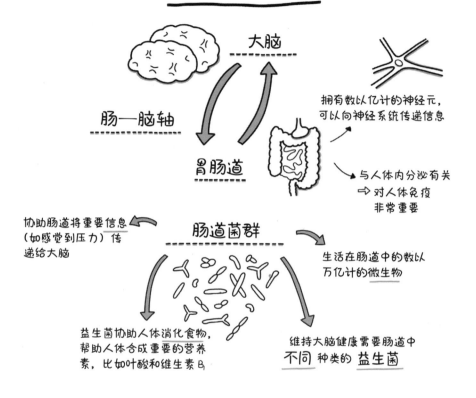

# 肠道菌群

**大脑**

**肠—脑轴**

拥有数以亿计的神经元，可以向神经系统传递信息

**胃肠道**

与人体内分泌有关
⇒ 对人体免疫非常重要

协助肠道将重要信息（如感觉到压力）传递给大脑

**肠道菌群**

生活在肠道中的数以万亿计的微生物

益生菌协助人体消化食物，帮助人体合成重要的营养素，比如叶酸和维生素 B

维持大脑健康需要肠道中**不同**种类的**益生菌**

他们研究了无菌动物。顾名思义，无菌动物（比如无菌小鼠或大鼠）就是在无菌环境下出生和饲养的动物，它们体内、体表和生存的环境中都没有细菌。20 世纪 60 年代，研究人员开始在相关实验中使用这些特殊的动物，以便更好地了解细菌是如何帮助我们消化以及合成诸如 B 族维生素之类的重要物质的。虽然无菌动物往往生长缓慢，但在当时科学家们会告诉你，它们与普通动物非常相似，只不过缺少了细

菌而已。但慢慢地，随着研究的深入，科学家们注意到一些有趣的行为差异，其中之一就是无菌动物与普通动物面对压力时的不同反应。当生活环境出现变化时，比如必须与陌生的动物互动或搬到新住所时，无菌动物就会遇到很多麻烦。

2004 年，日本九州大学的研究人员决定仔细研究无菌小鼠的大脑，看看为什么它们如此容易受到压力的影响。他们将无菌小鼠和普通小鼠放入锥形试管中 1 小时，一个试管里放一只。试管非常小，你可以想象一下，连续 60 分钟，别说脱身，连移动身体都困难，动物们当然很不舒服。在观察它们受到约束后的应激反应时，研究人员发现了一些非常有趣的现象，他们称之为对压力的"过度"反应现象。

研究人员发现无菌小鼠更害怕。在离开锥形试管后的很长一段时间里，它们都恐惧地躲在自己的住所里。它们也出现了一些生理反应，在承受压力期间释放的特定激素（如皮质醇）的水平显著更高。此外，经检测研究人员发现，与普通小鼠相比，无菌小鼠大脑皮层和海马体中 BDNF 的水平要低得多。总而言之，与普通小鼠相比，在面对同样的压力时，无菌小鼠的表现存在明显的问题，而这种问题与大脑微妙的变化有关。

这个结果已经非常耐人寻味了，但是九州大学的研究人员还进行了更进一步的研究。他们决定给这些无菌小鼠补充一种益生菌，然后重复这个实验。当他们用婴儿双歧杆菌（肠道菌群中的一种益生菌，有助于消化和合成维生素）重建无菌小鼠的肠道菌群后，原先失控的应激反应消失了。曾经的无菌小鼠也可以很好地应对压力了，在离开锥形试管后，它们先躲藏了一会儿，但很快就表现出正常的鼠类行为。[1] 这项研究证明，肠道中的某些细菌可以改变你的大脑面对压力的反应。真不可思议！

我们发现，严重的心理疾病患者的病情与肠道菌群存在联系。美国休斯敦卫理公会医院的精神科医生，对 111 名因严重的心理疾病（如重度的抑郁症和 / 或焦虑症）而住院的成年患者进行了研究，分析了这 111 名患者的肠道菌群。结果显示：肠道菌群的种类越少，患者的症状就越严重；更重要的是，那些肠道菌群种类多样、丰富的患者的病情更有可能更快地得到缓解。[2]

至此，有一点应该已经很清楚了，那就是抑郁症和焦虑症患者的肠道菌群对他们病情的影响非常大。我们如果能够找到改善肠道菌群多样性的方法，就可能找到了另一种应对心理健康问题的方法。

## ◎ 细菌和应激反应

上述研究结论确实引人注目，但是我们现在还没有办法确定到底哪种菌株对大脑健康最有帮助。我们的肠道里有数以万亿计的各种各样的微生物，但就像我之前提过的，其中大部分的微生物，若数量适宜，对人体而言非但无害，反而有益，它们能够帮助你消化食物，甚至如克赖恩所说的，还可以释放一些神奇的化学物质，从而帮助你给大脑传递重要的信息。我们现在明白了，要维持心理健康，需要肠道中许许多多不同种类的微生物共同发挥作用，即保持"肠道菌群的多样性"。

"大约 10 年前，关于炎症和肠道菌群（你需要能够促进大脑正常发育、做出健康应激反应的肠道菌群）的各种研究才刚刚被汇集在一起。"克赖恩说，"我们的下一步计划是，更好地了解肠道菌群与抑郁症和焦虑症等心理疾病的关系，以及确定调节肠道菌群能否帮助我们找到治疗这些心理疾病的方法。"

我们早就知道，早期的生活压力，如童年遭到躯体虐待或家庭极度贫困，会影响一个人的大脑，增大他长大后出现心理健康问题的风险，还会改变他肠道菌群的多样性。克赖恩的早期研究发现，在生命早期承受过重大压力的大鼠，肠道菌群多样性的水平降低了。但我们还不清楚，家庭极度贫困的患者患病的根源是贫困本身造成的压力，还是无法吃到可改善肠道菌群多样性的新鲜水果和蔬菜。很可能这两种因素都有。

鉴于此，当我告诉你克赖恩及其同事发现抑郁症和焦虑症患者肠道菌群的多样性水平降低了，你应该就不会感到惊讶了。虽然目前我们还不清楚，到底是缺乏某种类型的微生物引发了抑郁症和焦虑症，还是抑郁症和焦虑症造成肠道菌群多样性的水平降低，但很有可能箭头是双向的。克赖恩说，这种显著的关联性为我们提供了一种可能，即我们也许只需找到增加肠道中某些微生物的方法，就可以更好地控制抑郁症和焦虑症。[3]

有趣的是，研究人员已经发现，在肠道菌群的多样性水平降低时人们更有可能患上抑郁症和 / 或焦虑症，这可能就是我们看到如此多的抑郁症和焦虑症患者同时患有胃肠道疾病的原因之一，我在前文提及的苏珊就患有肠易激综合征。肠道中某些类型的细菌过多会导致生理和心理健康问题，但是好菌，也就是肠道中那些能够促进健康的细菌可以解决这些问题。动物实验已经证实，肠道中存在较多的某些好菌，比如乳杆菌和双歧杆菌，有助于改善动物的认知能力、消除动物的应激反应。可能还有更多有助于大脑健康的好菌，只是我们目前还不知道。克赖恩和他的同事进行了一次小型临床试验——他们在健康的受试者的饮食中添加了长双歧杆菌 1714 株，之后就得到了类似的结果。[4]

克赖恩招募了 22 名男大学生参加这项研究，他评估了他们的压力、抑郁和焦虑水平，以及基本的认知能力。评估他们的压力水平的方法有很多种：可以让他们填写不同的调查问卷，并询问他们填写后的感受；也可以衡量他们的身体对压力的反应。其中一种常用的方法是测量皮肤电传导水平。一个人如果感受到压力或情绪激动，皮肤上的电传导活动就会更加频繁，这是身体被唤醒的结果。另一种常用的方法是测量应激激素，比如皮质醇的水平。如果一个人的皮肤电传导率提高、皮质醇水平上升，这就说明他正在承受某种压力。

克赖恩和他的同事采用社会性评价冷压范式（SECPT）作为应激诱导方式，让受试者进行"冷加压"测试。这次测试真的让人不太舒服，受试者需要将自己的非优势手浸入 -39℃ 的冰水中 4 分钟。单单把手放进冰水中已经是一个强大的压力源了，健康的人通常会表现出皮质醇水平升高，进行"社会性评价"更是加大了压力的强度。

他说："试想一下，当你的手浸在透心凉的冰水里时，旁边还有人一边看一边做笔记，甚至对你指指点点，你肯定感到很不舒服。"

在完成首次测试后，一半的受试者得到了一小袋长双歧杆菌1714 株，并被要求每天早上将其添加到他们饮用的牛奶中；另一半受试者（对照组）得到的则是安慰剂。一个月后，克赖恩和他的同事再次对受试者的压力、抑郁和焦虑水平，以及基本的认知能力进行了评估（当然，也再次让受试者进行"冷加压"测试）。然后，他们反过来给了对照组的受试者每人一小袋益生菌，让他们在之后的一个月里服用，其他人收到的则是安慰剂。4 周后，受试者们再次接受评估。结果显示，服用益生菌的受试者感觉没那么焦虑了，对"冷加压"的生理应激反应减少了，甚至连记忆力都提高了。

克赖恩说："这虽然是一项小型研究，但结果令人振奋。我们看到，益生菌既降低了他们的压力水平（自我评估的结果），又减少了他们的生理应激反应（检查数据显示的结果）。如果我们的试验能够让这些原本轻度抑郁或焦虑的人的症状有所减轻，那么这种做法很可能就是有价值的。"

这些结果的确令人振奋，以至于德国蒂宾根大学的研究员保罗·恩克想看看，什么样的大脑活动可能产生这样的减压效果。他用玩电脑游戏西巴球（Cyberball）代替将手放入冰水作为压力源。西巴球是一个传球游戏，受试者需要用电脑和另外两个玩家掷球。受试者被分为两组：一组是接纳组，进入接纳组，你和另外两个玩家会以友好的方式互相传球；另一组是排斥组，这意味着在某种程度上，这种友好的传球游戏将变成"猴子抢球"，而你就是其中一只猴子，并且无论你做什么，其他两个玩家都只会把球传给对方，而不会传给你，这无疑会让你产生巨大的压力。

克赖恩说："这让你一下子回到童年，感觉自己被排挤了。这次试验很好地证明了，大脑真的不喜欢这种社会压力。"

恩克及其同事共招募了 40 名健康的受试者，让他们服用长双歧杆菌 1714 株或安慰剂 4 周，然后接受西巴球试验。试验期间，恩克及其同事需要测量受试者的大脑活动和应激反应；玩完西巴球后，受试者需要填写有关这次试验的问卷。结果显示，那些服用了益生菌的受试者不仅对在玩游戏期间遇到的排斥表现出较小的应激反应，而且大脑活动出现了变化。恩克及其同事认为，大脑的这些变化代表"大脑活力增强，精神疲劳得到缓解"。[5]

当然，长双歧杆菌 1714 株不是唯一可以缓解压力、抑郁或焦虑的好菌。其他研究表明，还有一些好菌可以提供相同的益处。综上所述，一些好菌似乎能为大脑提供支持，让大脑在面对压力时表现出更强的适应力。这些研究也证实了，健康的大脑需要健康的肠道（多样的肠道菌群）的支持。

## ◎ 好菌如何在大脑中起作用？

肠道里的好菌是如何产生如此重大的作用的呢？我们已经知道炎症是如何影响大脑的，而如果人体内有较多的致病微生物，那么它们会引发炎症反应，抑制大脑中有关学习、记忆、奖赏和情绪的神经回路的活动。我也介绍过，肠道中有数以亿计的神经元，而大多数血清素神经元——释放有助于调节情绪和学习能力的神经递质血清素，存在于肠道而非大脑中。

这些血清素神经元可以被肠道内一种独特而稀有的细胞，即肠嗜铬细胞激活。肠嗜铬细胞相当于传感器，它们会检测由肠道菌群中不同成员释放的各种多肽或氨基酸，然后告诉血清素神经元于何时在何处要释放多少神经递质。[6] 神经系统中血清素的水平则会影响其他重要的神经递质，比如谷氨酸和多巴胺的释放，肠道微生物的多样性一旦被破坏，能够调节心理健康的大脑就会受到次级影响——无法正常运转。[7]

　　除了免疫系统（炎症反应）和内分泌系统（肠嗜铬细胞）之外，大脑和肠道之间的"沟通途径"还有一种，即脑神经之一的迷走神经。迷走神经几乎遍布身体的所有器官，它已被证实可以调节饥饿和压力水平，它也可以通过其神经纤维调控免疫反应，包括炎症反应。当迷走神经受到电刺激时，人的情绪将得到改善，过去人们就通过迷走神经电刺激（VNS）治疗癫痫。这种方法有时也被用来治疗抑郁症。2005 年，迷走神经电刺激甚至被美国食品药品监督管理局批准作为治疗抑郁症的手段。

　　试想一下，迷走神经就好比一个交换机操作员，在肠道和大脑之间来回传递各种信息。新的研究表明，肠道菌群可以通过激素（比如人体感受到压力后释放的皮质醇）、人从食物中摄取的营养素、细菌自身制造和释放的多肽等将信息传递给迷走神经。由于迷走神经和肠道菌群之间联系紧密，肠道菌群在几毫秒内就可以将这些信息传递过来。例如，有助于改善焦虑症状的鼠李糖乳杆菌是好菌，它可以通过与迷走神经沟通来发挥神奇的作用。当然，当迷走神经和肠道菌群之间的联系被阻断时，它就无法起作用了。[8]

　　总而言之，肠道和大脑之间正常交换信息有助于我们保持健康，而且科学家也刚刚弄清楚肠道菌群是如何通过肠—脑轴来影响大脑功能的。尽管原理非常复杂，以及我们需要进行后续的更多的研究才能揭开更多的谜题，但有一点已经很清楚了，即拥有健康的肠道是保持大脑健康的先决条件。

## ◎ 益生菌疗法

正如休斯敦卫理公会医院的研究人员所发现的，提高肠道菌群的多样性水平有助于改善心理健康。但如果我们给患者服用益生菌，究竟会发生什么呢？为了研究双相情感障碍，美国约翰斯·霍普金斯大学的研究人员跟踪了 66 名患者，他们均因严重的躁狂发作而入院，其中一半的患者在出院后被要求连续 24 周服用益生菌补充剂（其中含有鼠李糖乳杆菌 GG 和动物双歧杆菌）；另一半的患者服用的则是安慰剂。在为期 24 周的观察期内，安慰剂组的 33 名患者中有 24 名再次入院，但益生菌组中只有 8 名患者再次入院，且住院治疗的时间更短。检测患者的炎症水平后研究人员发现，益生菌对体内有更多促炎因子的患者的效果最好。结果证明，益生菌有助于抑制肠道炎症，从而缓解双相情感障碍的症状。

还有一些临床试验表明，定期补充益生菌可以缓解抑郁和焦虑症状。在最近的一项临床试验研究中，研究人员使用益生菌作为治疗药物（出于不同的原因，不同的研究使用的益生菌不同）。中国中南大学的研究人员发现，服用益生菌后，抑郁症患者自述相关症状和痛苦得到缓解。[9] 类似的研究还发现，益生菌有助于缓解焦虑症状。[10] 话虽如此，但由于不同的研究使用的菌株和剂量都不同，目前我们还不清楚哪种方案最有效。此外还需要注意的是，也有一些试验没有显示出益生菌的积极效果，这就是为什么每天在早餐中随机添加一些益生菌补充剂可能并不是治疗抑郁症和焦虑症的最佳方法。

正如克赖恩所说，肠道菌群非常复杂。虽然你可以补充益生菌，但你吃入的一些食物很有可能把益生菌的益处抵消了。标准的西式饮食多为深加工食品和预包装食品，糖和脂肪的含量很高。这样的饮食非但不能为人体提供好菌，甚至可能滋养坏菌，即那些会对情绪造成消极影响的微生物。它们还可能导致促炎因子的释放，对大脑的健康产生不良影响。

克赖恩补充说："同样重要的是，每个人的背景和经历不同，肠道菌群也不同。"某种益生菌补充剂可能对这个人有效，但对另一个人无效。有些人可能必须服用更大剂量的益生菌才能减轻抑郁和 / 或焦虑症状，有些人则可能需要服用不同组合的菌株。甚至有一些研究表明，摄入太多有助于大脑健康的菌株可能导致胀气甚至脑雾等问题。弄清楚适宜每个人的补充剂量是很难的，这就是为什么通过调节肠道菌群改善心理健康的最佳方法之一是改变你的饮食。高质量的饮食不仅可以帮助好菌增殖，还可以为肠道中的益生菌提供生长所需的重要的膳食纤维。

"通过改变饮食来提高体内某些细菌的水平、促进大脑健康是有益的。"克赖恩说。他目前正在进行一项研究：在受试者饮食中添加已知的有助于好菌增殖的食物（如发酵食物和富含膳食纤维的食物），看看是否会对情绪产生影响。

虽然克赖恩尚未公布他的这项研究的结论，但他在 BBC 的知名纪录片《信任我，我是医生》（ Trust Me, I' m a Doctor ）中分享了一些初步发现。他招募了 8 名健康的志愿者，让其中一半的人照常饮食，另一半人进行他所谓的精神益生菌饮食，其实就是吃开菲尔酸奶、酸菜和普通益生菌酸奶之类的发酵食物，以及一些有助于肠道中的好菌繁殖的高膳食纤维食物，包括洋葱和浆果等。一个月后，那些进行精神益生菌饮食的人肠道菌群的多样性水平更高了，他们的应激反应也减少了。

"即使在很短的时间内，我们也可以提高肠道菌群的多样性水平和自身应对压力的能力，"克赖恩说，"这是一项规模非常小的研究，即使只有为数不多的几个人参与，但是能看到这样的结果也是令人鼓舞的。接下来，我们计划进行相关的大型研究。"

虽然我们得到的只是一些初步结论，但这些结果与费利斯·杰卡等人发表的饮食干预研究的结论吻合。吃以植物性食物为主的饮食（如地中海饮食），多吃发酵食物，都有助于增加肠道菌群中的好菌（比如乳杆菌和双歧杆菌），促进肠道健康。此外，通过食用水果和蔬菜来提高饮食中膳食纤维的含量可以为好菌提供所需的营养，帮助你保持肠道健康。对你来说，改变饮食意味着减轻炎症、提高血清素水平，促进大脑健康。

苏珊起初对改善饮食的效果持怀疑态度，但后来在饮食中添加了更多益生菌（来自发酵食物）和膳食纤维后，她感觉自己好了。调整后的饮食不仅帮助她减轻了忧虑，而且改善了她的睡眠质量，还使她的肠易激综合征得到显著缓解。每天早上，她会在早餐的思慕雪中添加开菲尔酸奶，并且在沙拉中添加更多的豆类，这样做有助于改善情绪和消除应激反应。

"如果这类食物吃得不够多，我就会感觉肠胃和大脑不舒服，"苏珊说，"有时候，比如工作忙碌的时候，我没注意吃了点儿不该吃的东西，很快，一两天的样子，我就可以感觉出来，我知道我该'让我的好菌回来'了。"

在吃饭之前仔细看一下，你即将吃的东西对你的肠道菌群有益

# 膳食纤维

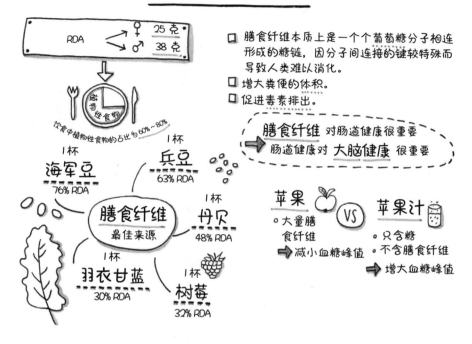

RDA ♀ 25 克 ♂ 38 克

饮食中植物性食物的占比为 60%~80%

1 杯
海军豆
76% RDA

1 杯
兵豆
63% RDA

膳食纤维
最佳来源

1 杯
丹贝
48% RDA

1 杯
羽衣甘蓝
30% RDA

1 杯
树莓
32% RDA

☐ 膳食纤维本质上是一个个葡萄糖分子相连形成的糖链，因分子间连接的键较特殊而导致人类难以消化。
☐ 增大粪便的体积。
☐ 促进毒素排出。

膳食纤维 对肠道健康很重要
肠道健康对 大脑健康 很重要

苹果 VS 苹果汁
● 大量膳食纤维
➡ 减小血糖峰值

● 只含糖
● 不含膳食纤维
➡ 增大血糖峰值

吗？你是否吃了发酵食物以增加肠道中的好菌呢？你的饮食是以植物性食物为主的吗？你吃了肠道中的好菌喜爱的高膳食纤维食物来改善你的大脑健康吗？

　　你应该吃富含膳食纤维的食物，包括你最喜爱的绿叶蔬菜、彩虹色蔬菜、豆类、坚果、全谷物等。普通酸奶、开菲尔酸奶、酸菜等发酵食物也是好菌的重要来源。如果你的餐盘中缺少这些食物，那么是时候开始慢慢添加了。这样吃可以帮助你对抗抑郁症和焦虑症。吃高膳食纤维食物和有益于好菌繁殖的发酵食物是 6 周饮食计划（第 9 章）的重要组成部分。

## 本章回顾

- 肠道菌群由数以万亿计的微生物组成，包括细菌、真菌、古菌、病毒等，它们能以各种方式帮助人保持心理健康。

- 我们每个人都有自己的肠道菌群。刚出生时，你体内的肠道菌群由母亲子宫和产道里的细菌组成。出生后，呼吸时、尝试新食物（当然也包括你喜爱的食物）时、与他人拥抱时、探索外面的世界时、与陌生人握手时，甚至抚摸猫或狗时，你都会接触新的微生物。你与环境进行的每一次互动都可能改变你的肠道菌群，有时变化较小，但有时变化巨大。为了保持健康，你需要多样化的肠道菌群，其中有各种好菌，或者说益生菌。

- 肠道中的好菌不仅可以帮助我们消化食物，还可以向大脑发送重要信息。当你的肠道中缺少这些重要的细菌时，你的大脑功能和心理健康都会受损。肠道菌群的多样性水平降低与患抑郁症和焦虑症之间存在强相关性。

- 有研究表明，在肠道菌群中添加特定的菌株可以帮助动物和人类改变大脑的应激反应，使大脑具有更强的适应性。

- 虽然有些人可能认为，我在上文中提及的研究结果是在提示我们需要服用益生菌补充剂，也的确有一些研究发现这样做可以缓解抑郁和焦虑症状，但是提高自身肠道菌群多样性水平的最简单的方法，是吃能够让肠道中的好菌增殖的食物——来自蔬菜的膳食纤维能滋养好菌，发酵食物则能直接为肠道送去不同种类的好菌。

# 第 5 章

· · · · ·

# 治疗抑郁症和焦虑症的最佳食物

» 从《羽衣甘蓝五十变》到羽衣甘蓝的新代言人 «

我必须承认,我是羽衣甘蓝的新代言人。

认识我、在过去 10 年里一直关注我的人都知道,我是羽衣甘蓝的"死忠粉",把我对这种特殊的食物的喜爱称为热爱都不为过,我甚至写了一本关于它的烹饪书,即《羽衣甘蓝五十变》(*Fifty Shades of Kale*)。简而言之,我认为羽衣甘蓝是我的精神蔬菜。

有些人可能很难理解我为什么如此喜爱这种绿叶蔬菜。大约 12 年前,我的妻子露西和我搬到了纽约西村社区的一个公寓。离开家乡的农场多年后,我这个来自印第安纳州的孩子,非常想念故乡广阔的土地和新鲜的食物。幸运的是,阿丙顿公园菜市场距离我们的新家不远,每周六，当地的农民、渔民和屠夫会聚集在哈德逊街和西12街交汇处的这个小公园里。我每周六早上都会过去，购买我们一个星期需要的食物，爱聊天的农民很乐意为我介绍他们自家种植的农产品，我们也喜欢聊彼此在农场生活的经历。再次吃到来自农场的时令食物，给了我一种莫名的归属感。在我内心深处，这个菜市场让农村和城市以一种全新的方式连接了起来。

我在菜市场遇到了一位名叫戴夫·西格尔的农民，他和他的伴侣杰茜卡·斯瓦多什在纽约北部有一片 20 000 平方米的田地，他们称之为"泥泞农场"。每周六，戴夫和杰茜卡都会带来一流的农产品，包括 5 种羽衣甘蓝：拉齐纳多羽衣甘蓝（lacinato kale）、绿色卷叶羽衣甘蓝（green curly kale）、俄罗斯红羽衣甘蓝（red Russian kale）、彩虹拉齐纳多羽衣甘蓝（rainbow lacinato kale）和维塔萨羽衣甘蓝（blue vates kale）。戴夫会巧妙地将羽衣甘蓝摆放在桌子上，并用东西盖好。我们通常会聊不同的羽衣甘蓝的特色，当时，羽衣甘蓝刚开始在城市里的著名餐馆中流行起来，而我几乎已经尝遍了不同品种的羽衣甘蓝。

那个时候，我刚开始意识到我其实不太了解食物是如何影响人的心理健康的，而作为一名精神科医生，我必须做出改变。食物就是药物的浪潮已经掀起，我了解得越多就越清晰地意识到，像我这样的医生，需要做更多的工作来帮助患者获得身体所需的营养，而羽衣甘蓝正是对患者有利的营养密度超级高的食物，每一口都可以为他们提供重要的维生素和矿物质。戴夫的桌子上有这么多不同品种的羽衣甘蓝，它们就是最佳食物，可以为我的家人和患者提供更多的营养，改善大脑健康。

当然，我原本就喜欢吃羽衣甘蓝。无论是苏库玛威克（sukuma wiki）——其实就是肯尼亚的一道以羽衣甘蓝为主的传统菜肴，还是纽约不同的餐馆供应的羽衣甘蓝沙拉，我都百吃不厌。当我还是一名医学院的学生，在肯尼亚一家医院的精神科实习时，我就迷上了苏库玛威克这道菜。

你可能认为我既然已经写完了《羽衣甘蓝五十变》，应该就不再对这种蔬菜感兴趣了。（我甚至在我们的农场里种了54种羽衣甘蓝！）事实上，这只是我对羽衣甘蓝着迷的开始。我的目标是找到把羽衣甘蓝做得更可口的烹饪方法，这样就有更多的人把它添加到自己的日常饮食中，也就有更多的人吃更多的绿叶蔬菜了。我甚至呼吁把10月的第1个星期三设为"羽衣甘蓝日"，以提高大家对这种绿叶蔬菜具有极高的营养价值的认识。此外，还有羽衣甘蓝派对、羽衣甘蓝衬衫、羽衣甘蓝贴纸，甚至羽衣甘蓝鸡尾酒。我联络全国各地的学校和医院，建议他们把羽衣甘蓝加入餐单；我甚至与国防部合作，一起开展羽衣甘蓝推广行动，让每个部队的士兵都可以吃到羽衣甘蓝。我一直在努力用食物改善国民的大脑健康。

之后，我逐渐注意到一些事情，它们令我略感不安。我仍然热衷于吃羽衣甘蓝，并继续向大众宣传羽衣甘蓝对大脑有益的原因，但是在我周游全国参加各种演讲和活动的过程中，越来越多的人告诉我，通常是略带尴尬地小声地告诉我，他们真的不太喜欢吃羽衣甘蓝，虽然他们可能偶尔为了健康勉强吃一点儿，但其实内心里并不喜欢这种蔬菜。我的一位同为医生的好朋友也向我坦白，他不喜欢我力推的羽衣甘蓝："吃羽衣甘蓝对我来说简直味同嚼蜡。"

我在给一些患者治疗的过程中也注意到了类似的情况。我们会谈及他们的饮食，以及他们该如何通过改变饮食来缓解抑郁和焦虑症状，但每当我提到羽衣甘蓝时，他们脸上都会出现厌恶的表情。我很快意识到，无论我如何推广这种健脑食物，即使用它设计出特别的菜肴，有些人也压根不会吃。

我终于意识到，大家如果无法忍受羽衣甘蓝的味道，就无法摄取羽衣甘蓝的营养，这促使我决定转变为羽衣甘蓝的新代言人。我仍然喜欢这种蔬菜，仍然希望所有聪明人都能从营养的角度理解羽衣甘蓝的益处，仍然会分享我有关羽衣甘蓝的食谱，仍然会在家里烤羽衣甘蓝吃。但我现在也更清楚地认识到，每个人在食物的选择方面都有不同的好恶，羽衣甘蓝对我来说是一种"超级食物"，不仅是因为它营养丰富，更重要的原因可能是我喜欢吃它，而且我对它怀有别样的感情：尽管我生活在城市中，但羽衣甘蓝仍能抚慰我骨子里对故乡的农场的思念之情，它让我有家的感觉。

现在我已经想通了，我明白羽衣甘蓝对你的吸引力可能跟对我的不同，你喜欢的绿叶蔬菜可能是芝麻菜或菠菜苗，你可能更喜欢吃罗马生菜或奶油生菜，又或许你最喜欢吃鲜嫩可口的豆瓣菜。总而言之，你爱吃的就继续吃吧，你爱吃的就是对你最好的。所以，我会继续把10月的第1个星期三视为"羽衣甘蓝日"来庆祝（虽然我每一周都吃好几次羽衣甘蓝），但你不必这样做。你可以通过吃你喜欢的绿叶蔬菜来获取膳食纤维、维生素C、叶酸、植物营养素和其他健脑营养素。

## ◎ 了解食物的类别

我已经介绍了超过 12 种可以预防和缓解抑郁症和焦虑症的关键营养素。虽然从科学的角度来看，这些营养素的确很重要，但是反复强调维生素和矿物质的重要性对改变大众的饮食并无大用。根据美国疾病预防控制中心的数据，缺乏包括铁、维生素 A 和锌在内的营养素仍然是一大问题，全球仍然有超过 20 亿人缺乏某种微量营养素。告诉大众需要摄入更多的维生素 $B_{12}$ 其实帮助有限，因为一般来说，这只能促使更多的人去药店买保健品，而非吃更均衡的饮食，这不是我所乐见的。

当人们试图思考营养以外的问题时，很多时候，他们会转而去介绍某种"超级食物"。例如，你可能听专家介绍过蓝莓、绿茶、野生三文鱼和西蓝花芽等对健康的益处。我承认，我对我之前到处宣传羽衣甘蓝的益处感到内疚，我已经改过自新了。毫无争议，这些食物都是营养丰富的食物，都富含能促进大脑健康的营养素，都应当成为饮食的一部分。但是如果希望通过饮食来战胜抑郁症和焦虑症，你还需要认识到，仅仅在饮食中添加一两样超级食物远远不够。我了解到的是，要想让大脑发挥最佳作用，你必须从食物类别的角度进行更深入的思考，只有这样你才能更好地坚持下去。

当然，要想知道食物类别，我们需要将含有对大脑有益的营养素的食物进行归类。当我和拉钱斯博士打造"抗抑郁关键营养素清单"，并开始根据食物所含的营养素提出饮食建议时，我们很快就意识到，其中的许多营养素需要相互协调才能产生作用。虽然说羽衣甘蓝含有能够抗抑郁和抗焦虑的丰富的维生素、矿物质、植物营养素和膳食纤维，但瑞士甜菜和芝麻菜也是如此；虽然说南瓜子是人们摄取膳食纤维和锌的优质选择，但核桃、牡蛎和鹰嘴豆也含有大量不同的营养素。营养价值更高的究竟是西蓝花还是羽衣甘蓝？抱子甘蓝在维生素 K 的含量上无"人"能敌吗？这些问题就留给专家们去争论吧。如果大家不愿意吃，那么"某某食物对大脑健康更有益"就成了一个伪命题，无异于纸上谈兵。

在与患者和其他人谈论他们对食物的好恶时我发现，关注食物类别明显更容易让他们在饮食上做出一些小改变，他们更愿意尝试着去吃那些对自己大脑健康有益的食物了。此外，我也能更好地跟踪他们的饮食调整情况，以及发现他们还有什么可以改进的地方。调整患者的饮食就像实施其他有利于健康的干预手段一样，需要投其所好。

作为一位明白食物会影响心理健康的精神科医生，我会与每一位患者详细讨论他们的饮食。当我向他们介绍食物类别的概念时，很多时候，他们的反馈都是"我不喜欢"这种食物或那种食物。例如，当皮特第一次跟我见面时，他强调自己不喜欢吃海鲜，而海鲜是治疗抑郁症和焦虑症的最佳食物之一。我当时没有提出异议，我自己也不怎么喜欢吃海鲜，我尝试了很多种类的海鲜，最终才找到了自己喜欢的，我当时把我的经验如实告诉了他。但当我们继续了解他的饮食时，我发觉，他吃过的唯一的海鲜是那种淡而无味且肉质软烂的龙利鱼，那还是他童年时祖母为他做的。他从未吃过贻贝、虾或三文鱼，没有吃过好吃的三文鱼寿司，也不知道自己为什么不喜欢吃海鲜，他就是单纯地认为自己不喜欢吃海鲜，并不断给自己这样的暗示，久而久之也就难以改变了。

为了帮助皮特认识到他可能并不是讨厌所有的海鲜，我给他布置了一些"家庭作业"。在我们讨论他的饮食时，我发现他喜欢吃墨西哥菜，经常在他家附近的一家餐厅叫外卖。我要他这周点一道鱼肉塔可，哪怕只尝一口也好，如果他还是不喜欢的话，可以不吃。一周后我俩见面时，他告诉我鲯鳅鱼塔可非常好吃。

"味道真的很好，"皮特说，"如果别人不说，我甚至无法吃出塔可饼里面夹的原来不是鸡肉而是鱼肉。"

从那时起，皮特开始尝试不同的海鲜。他现在完全可以把海鲜添加到自己的饮食中了。有些海鲜，像沙丁鱼和龙利鱼，他应该最近都不会吃了，他觉得它们"太腥了"。但在海鲜这类食物中，还有很多其他的品种供他选择，比如野生鲯鳅鱼、虾和三文鱼，他很容易就可以把这些食物夹到他最喜欢的墨西哥塔可饼中，这些食物就这样成了他饮食的主要组成部分。正如他自己所说，当他吃得不好时，他的感觉就不好，而经常吃海鲜有助于他改善情绪。

将关注的重点放在食物类别上。例如，你需要关注的是"海鲜"这一大类食物而非"龙利鱼"这一种食物，这样你就可以用一种海鲜替代另一种海鲜，在饮食中添加新的食物，或在饮食上做出一些小小的改变。我们都需要记住的是，要想通过饮食战胜抑郁症和焦虑症，你需要做一个"吃货"，探索不同的吃法，不断改善饮食。

## ◎ 战胜抑郁症和焦虑症的最佳食物类别

抑郁症和焦虑症患者经常感到缺乏精力和乐趣，要想让他们按照一个一成不变又十分麻烦的食谱做菜是很难的。坦白说，我也不知道如何是好。但正如我一开始所说的，这是一本为"吃货"写的书，而"吃货"知道，吃是人生一大享受之事，而不是一件需要你硬着头皮勉强为之的事。

我们与食物的关系错综复杂，有些食物我们想慢慢享用，有些食物我们勉勉强强才能吞下去。当我们感到悲伤或需要安慰时，我们自然会吃某些食物；当与亲朋好友共度美好时光时，我们又会吃另一些食物；当然，有些我们讨厌的食物，我们碰都不会碰。每个人都有自己的口味和价值观，它们都是带有个人特色的，就如同抑郁症和／或焦虑症一样，每一位患者的症状都有所不同，这就是为什么你应该完全按照自己的喜好从不同的食物类别中挑选你爱吃的食物。也就是说，每个食物类别中都有一些最佳食物，即该食物类别中营养价值最高的食物。而且这些食物都很"百搭"，当你不知道该怎样改善饮食时，把这些食物添加到你爱吃的菜肴中即可。

我想强调的是，每个人看待食物的视角不同，也有很多不同的考虑。有些人是严格的纯素食者；有些人在坚持生酮饮食；有些人正计划改变饮食，但需要兼顾自己的反应，因为他们对某些食物过敏或不耐受；越来越多的人在限制糖的摄入。在饮食方面，我们都有自己的需求，所以我们可以根据食物类别来挑选食物，不一定非得吃某种特定的食物。如果某一大类食物你都不能吃，不要着急，你可以从其他类别的食物中获得所需的营养。简而言之，我推荐的最佳食物只是个人建议而已。

一言以蔽之，尽情选择自己喜欢的食物吧！这就是为什么我要在本书后面的食谱中介绍思慕雪、松子青酱和沙拉的制作方法，你可以轻轻松松在里面添加自己爱吃的食物，比如你可以用另一种自己喜欢的绿叶蔬菜替代羽衣甘蓝。凭你自己的喜好吃吧！在我看来，在饮食方面，除了必须吃天然食物外，另外你必须做到的就是让自己吃得快乐，仅此而已。

有各种类别的食物可以帮助你重获健康的大脑，缓解抑郁和焦虑症状：绿叶蔬菜，彩虹色蔬菜和水果，海鲜，坚果、种子和豆类，肉类，鸡蛋和乳品，发酵食物，黑巧克力。这些类别的食物都含有重要的营养素，有助于改善肠道菌群的多样性，降低炎症水平，让大脑处于"成长模式"，因此都有助于缓解抑郁症和焦虑症。

## 绿叶蔬菜

绿叶蔬菜是性价比最高的蔬菜，其营养素和热量的比例最理想。

菠菜、羽衣甘蓝、豆瓣菜、芝麻菜、甜菜叶和瑞士甜菜都是非常好的选择，它们可以为你提供每日所需的膳食纤维、维生素 C、维生素 A 和叶酸。绿叶蔬菜的天然色素也是有益健康的植物营养素。多吃绿叶蔬菜，意味着你每餐都能获得更多的水分、更强的饱腹感和更丰富的营养。

绿叶蔬菜还有一个最大的优点，那就是它们的烹饪方式非常多。你可以凉拌着吃（沙拉）、煮汤喝（蔬菜汤）、炒着吃；也可以用它们制作可口的松子青酱，淋在鸡肉或意大利面上；还可以将它们添加到思慕雪甚至松饼中。总之，吃绿叶蔬菜的方式多种多样。而且一般来说，绿叶蔬菜都很便宜，一次性买好几斤也花不了多少钱，且可以在冰箱中储存一段时间。绿叶蔬菜是一类可以改善大脑功能的基础食物。

我在这里要提及的还有海藻，虽然严格来讲，它是藻类而不是植物，但它酷似绿叶蔬菜。这些海洋里的绿色生物是碘的最佳来源，虽然碘不在我们的"抗抑郁关键营养素清单"中，但碘对大脑健康至关重要，因为甲状腺的功能取决于碘的摄入情况。长期以来，美国人体内碘的水平一直在下降，母亲孕期缺碘是全球儿童发育迟缓的首要原因。此外，海藻也是膳食纤维、铁、锌和植物营养素的重要来源。

**最佳食物：**羽衣甘蓝和海藻

**推荐食用量：**每天 1～2 杯绿叶蔬菜，每周 1 小份海藻

## 彩虹色蔬菜和水果

看一看你餐盘里的食物，它们是五彩缤纷的吗？还是你看到的主要是米色和褐色？如果是后者，那么你是时候调整饮食了。

吃彩虹色蔬菜和水果，如牛油果、彩椒、西蓝花、花椰菜和浆果，你不仅可以获得重要的植物营养素（比如黄酮类化合物和类胡萝卜素），还可以促进肠道中的好菌增殖。黄酮类化合物是这些食物变得多彩的原因，你只能在植物性食物中获得这类有益健康的物质。紫红色的食物含有花青素，橙色的食物含有类胡萝卜素，红色的食物含有番茄红素，这些植物营养素都具有强大的抗氧化能力和 DNA 修复能力，都有助于抑制促炎因子，维持大脑健康。

关于花青素，我还想多说几句。从黑莓到紫甘蓝，紫红色的食物中含有的植物营养素就是花青素。不是我偏心，但花青素确实是一种很特殊的成分。我很久以前就知道，这种黄酮类化合物具有很强的抗炎功效，不但如此，它们还与改善记忆力和情绪有关。最近，葡萄牙

波尔图卫生信息技术研究中心的科学家发现，花青素是通过改善肠道菌群的多样性发挥作用的。[1]

当你直接吃蓝莓或吃添加了蓝莓的帕尔玛奶酪茄子①时，蓝莓中的花青素会通过肠道菌群向大脑发送信息，让身体产生更多的犬尿酸。这是一神经保护因子，具有促进睡眠、改善情绪、减少脑雾的作用，还有助于减轻肠道和大脑的炎症。你应该知道，上述功效都意味着犬尿酸有助于对抗抑郁症和焦虑症。

除了蓝莓，还有一种有益大脑健康的食物，即牛油果。由于脂肪和植物营养素含量高，牛油果成为一种比较特殊的食物，需要补脑的人最需要它。这种水果的脂肪含量高达82%，其中主要是单不饱和脂肪，这在植物界极为罕见。牛油果中的这些脂肪有助于人体吸收番茄红素等植物营养素，这就是它成为本类食物中最重要的食物的原因之一。你如果将牛油果与其他彩虹色蔬菜和水果搭配吃的话，牛油果会发挥出最佳效果。牛油果的另一个优点在于，它含有大量的膳食纤维、钾和维生素 E。维生素 E 虽然没有被列在"抗抑郁关键营养素清单"中，但它显然能够抑制抑郁症和改善大脑健康。因此，要想更好地保护你的大脑，你需要多吃牛油果。

你的日常饮食中应该含有大量绿叶蔬菜以及彩虹色蔬菜和水果。彩虹色蔬菜和水果也与绿叶蔬菜一样吃法多样。例如，你可以用浆果来压制某些蔬菜的苦味，为开菲尔酸奶或普通酸奶增加甜味。番茄、彩椒等彩虹色蔬菜和水果很适合烤着吃、炒着吃或用来做面酱和炖菜。你也可以用喜欢的生的蔬菜蘸鹰嘴豆酱、牛油果酱或奶酪酱吃。把你

---

① 一道奶酪焗茄子。——译者注

最喜欢的水果（特别是浆果）作为零食也是不错的选择。彩虹色蔬菜和水果的吃法太多了，你只需找到最适合自己的即可。

**最佳食物：**彩椒、蓝莓和牛油果等

**推荐食用量：**彩虹沙拉，每天至少 2 杯

## 海鲜

海鲜通常是处理起来最麻烦的一类食物，我在前文已经承认了，对我来说吃海鲜也没那么轻松。我需要花时间尝试不同的海鲜，以便搞清楚自己喜欢什么样的海鲜。就算是讨厌吃海鲜的人，很多时候也可以找到一些方法在日常饮食中添加海鲜。吃海鲜（比如沙丁鱼、牡蛎、贻贝、三文鱼和鳕鱼等）是你获得大脑迫切需要的长链 ω-3 脂肪酸的最佳途径。此外，海鲜还含有维生素 $B_{12}$、硒、铁、锌和丰富的蛋白质。

许多人都担心鱼类含有过量的汞和微塑料，但在预防和改善抑郁和焦虑症状方面，鱼类确实很重要。当然，你的确需要避免摄入汞等环境毒素，一个简单的方法就是，只吃海鲜中的小鱼和贝类。我们现在有这么多的调料和烹饪海鲜的方法，你肯定能找到一种适合你（包括你的大脑）的海鲜。在后文的 6 周饮食计划中，我会更详细地介绍烹饪海鲜的办法。

**最佳食物：**野生三文鱼、鳀鱼和贻贝

**推荐食用量：**每周 2 ~ 4 份

## 坚果、种子和豆类

在通过饮食治疗抑郁症和焦虑症的过程中，这类食物经常被忽略。从腰果、南瓜子到兵豆，坚果、种子和豆类一直是人体植物蛋白的主要来源。它们还富含膳食纤维、锌、铁和人体必需维生素。只需食用少量的坚果、种子和豆类，就足以为身体提供所需的健康脂肪、蛋白质和复杂碳水化合物等营养素。

我最喜欢坚果、种子和豆类的原因之一，是它们都是很好的零食。在为患者治疗的过程中，通常我首先要做的就是用杏仁和核桃等取代他们日常的零食。（还记得我在前文介绍过的希瑟·弗朗西斯所做的研究吗？他给患有抑郁症的年轻人提供了坚果和坚果酱。）在下午茶时间吃一小份这类食物，便足以帮助你的大脑获得所需的营养，提高大脑中 BDNF（这是我在第 3 章中介绍过的大脑"肥料"）的水平。

除了把它们当作零食之外，将它们添加到你喜欢的菜肴中也很简单。你可以在早餐的那杯思慕雪中加一些核桃仁，或将南瓜子仁撒在你最喜欢的沙拉上，腰果仁则更适合炒一下再吃。不要忘记豆类。你可以在做你最喜欢的汤或菜时加入少量黑豆或红豆（我甚至在第 9 章的"浆果思慕雪"中加入了豆类）。这些都是很好的选择，都能为你提供大脑所需的营养。

**最佳食物：** 南瓜子、腰果、红豆

**推荐食用量：** 每天至少 1/2 杯坚果和 / 或豆类，以及 1 汤匙种子

## 肉类

作为一名曾经的素食者，我知道许多人对肉类很抵触，有些人终身不吃肉，这没什么大问题。但话虽如此，我们要知道，肉类是人体铁、蛋白质和维生素 $B_{12}$ 的重要来源。我认为大家与其讨论是否应该吃肉，不如讨论如何在保持身体健康的同时，以环境可持续发展的方式吃肉。像草饲的牛、羊羔、山羊和鸡的肉等，都能使你喜欢的菜肴变得更好吃，也能为你的大脑提供重要的营养素。现在的许多小农场都非常注重保护土壤，农场主通常在牧场或草原上散养而非圈养禽畜。如果你可以直接到当地的农场或牧场购买肉类，我相信这有助于改善你的心理健康。

以散养的方式饲养动物不但对环境友好，而且可以产出更健康的肉。与谷饲牛的肉相比，等量的草饲牛的肉热量低 1/3。而且，草饲牛的肉含有较少的 $\omega$-6 脂肪酸，有助于改善人体内 $\omega$-3 脂肪酸与 $\omega$-6 脂肪酸的比例，减轻炎症，促进大脑健康。草饲牛的肉虽然热量较低，但是营养密度却很高，因为散养的动物可以自由活动，吃天然的植物，肉中自然含有更多健康的脂肪、维生素 E 和类胡萝卜素，以及其他重要的维生素和矿物质，它们全都对你的健康有益，能帮助你的大脑保持最佳状态。动物肝脏可能不是饮食中常见的食物，对许多"吃货"来说，动物肝脏可能比较难以接受。尽管如此，就每克食物中健脑营养素（如维生素 $B_{12}$、维生素 A、铁和叶酸等）的含量而言，肝脏是动物性食物中营养密度最高的一种食物，也许这就是我们的祖父母喜欢吃肝酱、在牛肉糜和腊肠中加入肝脏或干脆直接吃一盘炒鸡肝的原因之一。

**最佳食物：**草饲牛的肉和肝脏

**推荐食用量：**每周 3 份

## 鸡蛋和乳品

在过去的几十年里，营养学界有关鸡蛋和乳品的争议颇多。鸡蛋和羽衣甘蓝一样，也是一种营养丰富的食物。一个鸡蛋虽然只含 70 千卡热量，但是这种便宜又简单的食物的营养结构却十分理想，它含有丰富的蛋白质、B 族维生素和胆碱。胆碱是一种类似于 B 族维生素的物质，它能够缓解焦虑症状。鸡蛋烹饪起来很方便——无论是用水煮一个鸡蛋当作高蛋白下午茶点心，还是将蛋液与彩虹色蔬菜混合做成蛋饼当作早餐，都很容易。换句话说，我们很容易就能把鸡蛋添加到日常饮食中。

我对鸡蛋怀有一种特殊的感情。我们在农场养鸡，写这本书时，我们用自家的鸡蛋孵小鸡。我们的鸡可以为我们提供近乎完美的高质量蛋白质、B 族维生素以及合成脑细胞所需的其他营养素。鸡在下蛋的同时，还能为土壤提供含氮的粪便。总而言之，鸡蛋对我这个既是医生又是农夫的人来说是很有意义的。

乳品，特别是酸奶（包括开菲尔酸奶）等发酵乳品，也很适合添加到饮食中。这些食物富含人体所需的好菌、钙和蛋白质。但和麸质一样，乳品也被认为会引发炎症，这可能是因为超市售卖的很多乳品，比如低脂奶和甜甜的酸奶，都是经过深加工的，而且它们的含糖量高得惊人。此外，乳品也是部分人不耐受的一类食物。几年前，我被迫剔除了饮食中的乳品，但现在我已经不需要这样做了。

尽管有人抵制乳品，但结合我自己的经历来看，我还是认为，市面上有不同的反刍动物（绵羊、牛、山羊）的奶供你选择，你还是可以做到通过吃乳品获得健康的。不要忘记，乳品是地中海饮食的重要组成部分。你不一定非得吃乳品，但你要知道，乳品有助于改善心理健康，它和肉类一样，值得我们尝试。

# 肉类、鸡蛋和乳品

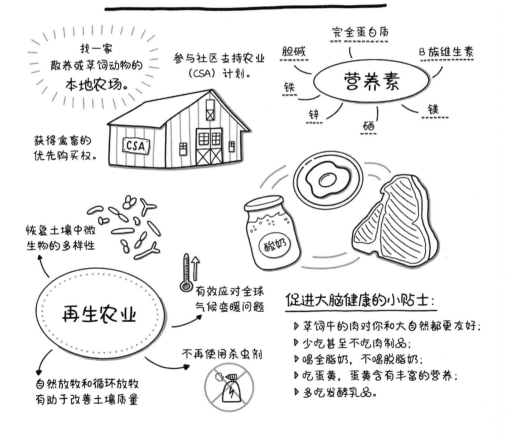

找一家散养或草饲动物的**本地农场**。

参与社区支持农业（CSA）计划。

获得禽畜的优先购买权。

完全蛋白质

胆碱　　B族维生素

**营养素**

铁

锌　　硒　　镁

恢复土壤中微生物的多样性

**再生农业**

有效应对全球气候变暖问题

不再使用杀虫剂

自然放牧和循环放牧有助于改善土壤质量

酸奶

促进大脑健康的小贴士：

▷ 草饲牛的肉对你和大自然都更友好；
▷ 少吃甚至不吃肉制品；
▷ 喝全脂奶，不喝脱脂奶；
▷ 吃蛋黄，蛋黄含有丰富的营养；
▷ 多吃发酵乳品。

**最佳食物：**鸡蛋和发酵乳品，比如无糖的普通酸奶或开菲尔酸奶

**推荐食用量：**每周 5 ~ 7 个鸡蛋，每周 3 ~ 5 份乳品（最好是发酵乳品）

## 发酵食物

这个食物类别与上述许多食物类别可能有重叠，但这其实很正常，为了提高肠道菌群的多样性，你需要吃各种不同的发酵食物。来自彩虹色蔬菜和豆类的膳食纤维，可以为肠道微生物提供所需的营养，促进肠道微生物生长。经常食用开菲尔酸奶、普通酸奶、德国酸菜、味噌、酸面包、韩式泡菜和红茶菌饮料等发酵食物，轻轻松松就能为你的肠道提供更多的益生菌，从而维持大脑健康。

**最佳食物：**开菲尔酸奶、味噌、德国酸菜

**推荐食用量：**每周 3 ~ 5 份

## 黑巧克力

最后这类食物我最喜欢。它不仅好吃，而且含有一种特别的黄烷醇类化合物——表儿茶素，这种物质不仅对心血管健康有益，也对你的大脑有益。美国国家健康与营养调查（NHANES）显示，一项针对 13 626 名成年人的研究表明，吃更多黑巧克力的人表现出临床抑郁症状的风险要小 70%，而那些吃牛奶巧克力的人则没有获得类似的益处。[2]

我的同事、医学博士、神经科学家斯科特·A. 斯莫尔，是哥伦比

亚大学阿尔茨海默病研究中心的主任，因为发现喝含黄烷醇的黑巧克力饮料可以改善老年人大脑的记忆功能，他在 2014 年上了新闻头条。斯科特和同事共招募了 37 名年龄在 50～69 岁之间的受试者，让他们连续 3 个月每天喝可可饮料。确实不容易，对吧？其中约有一半的人喝的饮料中黄烷醇的含量较高，其他人喝的饮料中黄烷醇的含量则较低。

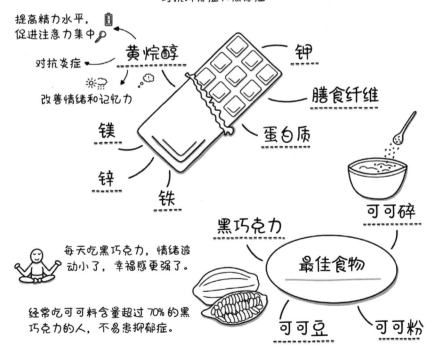

# 黑巧克力

可可料含量超过 70% 的黑巧克力有助于
对抗抑郁症和焦虑症

提高精力水平，
促进注意力集中

黄烷醇 —— 钾

对抗炎症

膳食纤维

改善情绪和记忆力

镁 —— 蛋白质

锌

铁

黑巧克力

最佳食物

可可碎

可可豆 —— 可可粉

每天吃黑巧克力，情绪波动小了，幸福感更强了。

经常吃可可料含量超过 70% 的黑巧克力的人，不易患抑郁症。

在 3 个月的试验结束后，斯科特和同事对受试者进行了记忆力测试。重点来了，测试结果显示，与喝黄烷醇含量较低的饮料的人相比，喝黄烷醇含量较高的饮料的人的记忆力水平高25%。[3]该研究还表明，人摄入较高水平的黄烷醇后，大脑中一个与记忆有关的区域——齿状回的功能增强了。

你可能会问，记忆力测试与抑郁症和焦虑症有什么关系？我很高兴你问出这样的问题。其实思考障碍、注意力不集中以及记忆力衰退也是抑郁症和焦虑症的症状。有理论表明，像表儿茶素这样的黄烷醇类化合物，是通过抑制炎症起作用的，我们知道抑制炎症对改善情绪有帮助。此外，有研究表明，每天食用 25 克富含多酚的黑巧克力可以减少唾液中的皮质醇，而皮质醇是压力和焦虑的生物标志物，也是应激激素。[4] 至此，你应该已经明白，经常食用黑巧克力对大脑有很多好处，可以帮助抑郁症和焦虑症患者缓解脑雾、情绪低落和压力。我强烈建议你直接购买制作黑巧克力的原材料——可可豆、可可碎或可可粉，也可以购买只含有可可料和糖的黑巧克力，但可可料用量应至少占巧克力总量的 70%。你食用的黑巧克力的可可料含量越高，对你的大脑越好。如果有人对此提出质疑，告诉他们这是医生的建议。

**最佳食物：**可可豆、可可碎、可可粉和黑巧克力

**推荐食用量：**每周 3 ~ 5 次，每次 85 克

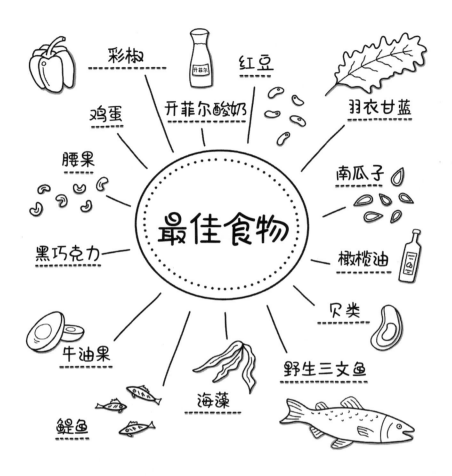

最佳食物

彩椒　红豆　羽衣甘蓝　鸡蛋　开菲尔酸奶　南瓜子　腰果　黑巧克力　橄榄油　牛油果　贝类　鳀鱼　海藻　野生三文鱼

## ◎ 个性化疗法

在前几章中，我简要介绍了营养精神病学这门新兴学科的重要知识，以及为什么要想拥有更强大、更健康的大脑需要从调整饮食开始。你现在已经知道了许多有助于缓解抑郁症和焦虑症的营养素，以及对抗炎和促进大脑发育有益的食物，还知道肠道菌群是如何影响我们的心理健康的。就预防和治疗抑郁症和焦虑症而言，你吃进去的食物非常重要。

为帮助你改善大脑健康，我还分门别类地讨论了对战胜抑郁症和焦虑症最有益的食物。它们都是已知的营养密度最高的食物，都有助于预防和改善精神障碍相关的症状。话虽如此，但如何将这些不同类别的食物纳入日常饮食，则完全取决于你自己。从不同的食物类别中选择你最爱的食物，并按合你口味和价值观的方式吃它们，这是你为改善身体和大脑健康需要迈出的第一步。

但是凡事知易行难，这就是为什么我接下来要指导你如何调整饮食。在调整饮食以改善大脑健康的过程中，你可能遇到不同的问题。不用担心，我将为你提供不同的解决方法和建议，为你顺利调整饮食助力。

彻底改变一个人的饮食习惯并不是一件简单和令人快乐的事情。心理健康的状况会影响我们看待自己的方式，影响我们与环境之间的关系，以及与食物之间的关系。对一个正在与抑郁症和 / 或焦虑症斗争的人来说，改变任何习惯，包括饮食模式，都可能是一项挑战。但科学证据已经摆在眼前，饮食在促进大脑健康和活力上起着至关重要的作用，而且调整饮食是最简单的治疗手段之一，因为它完全处于你的掌控之中。

我将在下一部分介绍如何为能对抗抑郁症和焦虑症的 6 周饮食计划（一个告诉你如何更好地吃健脑食物的简易指南）做准备。我将仔细分析你的饮食习惯以及现代 "吃货" 所面临的诸多挑战。我还将详细介绍这项饮食计划，包括应对常见问题的最佳方法和策略，以及与我们前文介绍的饮食原则一致的食谱。我的终极目标是，帮助你自信且快乐地用食物赐予你的力量战胜抑郁症和／或焦虑症！

---

**本章回顾**

- 要想通过饮食战胜抑郁症，你要做的不仅仅是吃某种"超级食物"或简单地服用营养补充剂以摄入一些额外的营养素。为大脑健康而吃，需要吃来自大自然的、含有丰富的天然营养素的全食物。

- 为了让你吃上自己喜爱的食物，本章分门别类地介绍了含有有益大脑健康的营养素的食物。

- 关注食物类别有助于你置换饮食中的个别食物以提高饮食的营养密度。饮食不应该变成一件苦差，所以从每个类别中选择你最喜爱的食物吧。

- 有助于缓解抑郁症和焦虑症的食物有以下几类：绿叶蔬菜，彩虹色蔬菜和水果，海鲜，坚果、种子和豆类，肉类，鸡蛋和乳品，能提供益生菌的发酵食物，以及黑巧克力。

- 所有曾经尝试改善饮食的人可能已经提醒过你，知易行难。你可能知道什么食物对健康最好，但它们不一定是你喜欢吃的。与实行固定的饮食方案时的情况不同的是，在实施我所提出的饮食计划时，你可以通过吃自己喜欢的食物来改善身体和大脑健康。

# Part 2

第二部分
·······
# 开启你的康复之旅

# Get Started:
# Your Path to Healing

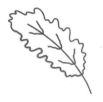

# 第6章

· · · · ·

# "吃货"面临的挑战

出于许多不同的原因，饮食变得很复杂。

我在前文已经介绍了过去的一百年里美国人饮食的变化——从吃本地小农场生产的新鲜食物变成吃预包装的方便食品。实际上，饮食文化的重大改变已经渗透到社会的各个方面，大量关于食物和健康的关系的似是而非、自相矛盾和不尽不实的信息充斥在人们周围，单单了解这些信息就很不容易了，更别提从这些信息中找到如何通过饮食改善健康的方法了。

几乎每年都有一种新的饮食法成为主流。你可能已经注意到，最近流行的饮食法肯定与去年的主流饮食法不同，而且不同的饮食法之间唯一的共同点是，告诉你之前你吃的都是有问题的。对许多人来说，最终的结果是心生担忧和愧疚：担忧自己因不了解如何正确饮食而损害了健康，愧疚于自己享用的许多食物都出现在"坏"食物清单上。

以苏珊为例。来找我时，她对健康饮食已经有了一些非常明确的想法，但即使如此，她也承认自己不确定如何更好地改善大脑健康。

"我几乎阅读了每一篇我能找到的关于饮食和健康的文章。"她说，"这周，我阅读的一篇文章提示我应该进行生酮饮食，于是我开始进行生酮饮食。但之后我读到的一篇文章说这么做对我的心脏有害，又有一篇文章说吃素最健康，另一篇又说需要吃枸杞或节食，或做其他事情来改善健康。看完这些我头都晕了。"

她说得对，就是这样。对那些正在和焦虑症斗争的人来说，这些相互矛盾的信息使得他们在选择食物时更加焦虑，他们会产生自己仿佛永远都无法选对食物的感觉。

在继续往下介绍前我想重申一点，那就是通过饮食战胜抑郁症和焦虑症并没有所谓的正确方法。每个人的经历都不同，所以适用于每个人的方法也都不一样，不是吗？

我很想告诉你，饮食文化是你通过饮食战胜抑郁症和焦虑症的道路上唯一的障碍，可惜事实并非如此。我们每个人的口味不同、偏好不同、背后的社会因素也不同，而这些都会影响我们对食物的选择。有些人天生就挑食，有些人可能基于宗教文化信仰而不能吃某些食物，有些人受到环境价值观的影响而选择某种饮食，更多的人则可能受到时间、成本的限制或仅仅是缺乏动力而选择了方便食品。

苏珊经常用鸡肉和黄瓜搭配生菜沙拉吃，这么吃就是她价值观的体现。这是她母亲教给她的保持身材苗条的一道菜，对她而言这么吃就是健康饮食。在提及如何在饮食中轻松地添加更多营养丰富的食物时，我们首先要面对的就是她的许多信念，只有改变了她的信念，才能改变她的饮食，否则她很难从根本上改变自己长期以来形成的饮食习惯。

饮食很复杂。很多人会试图向你"推销"某种饮食（有时真的是推销，告诉你它具有某种神奇的保健作用），这就是为什么你需要知道，在我们寻找有益大脑健康的饮食的路上，有些所谓的健康饮食反而是绊脚石。正如我之前所说的，这不是一本关于减肥的书，也无法承诺说你只需简单地改变饮食就能重拾健康，不再需要接受其他治疗，比如接受心理辅导或服用抗抑郁药等。作为一名医生，我的目标始终是帮助患者进步，而不是做到完美。而现在，要想进步，需要正视你在饮食方面的偏好和价值观，而它们与你的抑郁症和 / 或焦虑症一样，都是个性化的。

就营养和大脑健康而言，没有一种所谓正确的饮食方式。介绍"抗抑郁关键营养素清单"上提及的营养素，以及上一章推荐的各类食物，我的目的是帮助你了解能够真正改善大脑健康的基础，但你可以自己决定什么食物最适合自己，这样你才更有可能获得情绪的持续改善。

## ◎ 常见问题

我知道，根深蒂固的饮食习惯（包括吃什么和怎么吃）很难改变，特别是当你觉得自己状态不佳时。我也明白，有时我们在通过饮食战胜抑郁症和焦虑症的过程中，会因为遇到不同的问题而难以为继。这就是为什么在这里我想介绍一下我接诊的患者和我演讲时台下的听众所提的一些最常见的问题，以及他们在饮食上遇到的困难，以便你在开始实施 6 周饮食计划（第 9 章）前做好更充分的准备。

下面所介绍的任何一个问题，都可能阻碍你成为自己的营养指导师。通过解答这些问题，我希望你能够建立更强大的信念，也希望你在就饮食做出小改变或小调整时获得乐趣，从而大大地改善自己的抑郁和 / 或焦虑症状。

## 我不能只服用营养补充剂吗？

在过去的一百年中，许多美国人每天都依靠服用复合维生素来增加某些营养素的摄入量。服用补充剂的确可以在一定程度上帮助你补充所缺乏的营养，你的医生甚至可能给你开不同的营养补充剂，但复合维生素或其他补充剂不能完全取代优质的传统食物。许多研究表明，复合维生素根本无法为人体提供足够的必需营养素，因此每日服用复合维生素和健康的改善没有必然的联系，这就是美国预防医学工作组（USPSTF）不建议通过服用营养补充剂预防和控制疾病的原因之一。美国预防医学工作组是一个由卫生专家组成的独立的小组，负责评审各种预防性药物、检查和程序的有效性。

营养补充剂无法和食物相提并论有几大原因。首先是吸收的问题。造物主为人体设计的吸收营养的方式是吃东西（饮食），一些常见的矿物质（如钙、镁、铁）实际上会阻碍自身之外的其他矿物质通过肠道进入血液循环。因此，当你服用了某种含有两种或两种以上的矿物质的营养补充剂时，你很难如数吸收。

其次，蔬菜和水果中的许多植物营养素与营养补充剂中的不同。你从新鲜菠菜中得到的萝卜硫素与你从浓缩的脱水食物来源的维生素补充剂中获得的并不一样。

最后，许多营养补充剂可能含有会引起身体不良反应的成分。营养补充剂上市不需要获得美国食品药品监督管理局批准，所接受的监督和测试也没有药物的全面。多年来，有多种不同品牌的维生素补充剂因含有重金属（如铅或镉）或掺杂可能引发过敏的物质而被召回。虽然每天早上吃一粒复合维生素可能很方便，但它无法为你提供对大脑健康有益和强化大脑所需的所有营养。

当然，我有时也会推荐一些营养补充剂，比如有些人就需要服用维生素 D 补充剂，因为维生素 D 缺乏的现象相当普遍，你也应该每年检查一次维生素 D 水平。多年来，我为患者开过镁、圣约翰草、褪黑素、L‒甲基叶酸等营养补充剂，但我经常遇到一些人服用多种不同的营养补充剂后效果不明显的情况。不要忘记，我们的身体需要处理我们吃进去的所有东西，而处理大量的维生素、矿物质、植物营养素、添加剂（甚至镉、铅等毒素）对肝脏和肾脏来说是负累。

我还需要说明的是，不同食物中的营养素之间会协同作用。正如我在前文所说的，这些营养素在食物中存在是有原因的，造物主知道自己在做什么。这也是为什么橄榄油是保持大脑健康的强大食物，它有助于人体吸收重要的脂溶性营养素，如维生素 A 和植物营养素中的番茄红素，而保健品根本无法与之媲美。

说了这么多，其实我喜欢食物而非营养补充剂的主要原因还包括，食物能给我带来快乐。我们自己不管怎么倒腾也没有办法研究出营养补充剂的新配方，也不会与朋友和家人坐在一起分享蛋白粉饮料，更没有人会在服用了营养补充剂后大赞一声"哇，太好吃了！"。仅仅靠药粉、药水和药丸维持的生活对身心健康都没有意义。

曾在聚餐中尝过美食和获得快乐的人都知道，我们吃东西的意义在于享受。如果用一个个不同营养素的组合代替食物，我们将背离社交和饮食的初衷，我们失去的将不仅是味道，还有与朋友、家人和周围世界的联结，以及自我。在我看来，当我们认识到某些营养素有助于改善大脑的健康时，我们应该拥有更大的动力去吃新鲜的全食物，而非去药房购买营养补充剂，因为食物可以同时满足我们身体和心灵的需求。

## 垃圾食品真的不能吃吗？

偶尔吃点儿零食不是坏事，我也很喜欢吃甜品。但如果你饮食的大部分都是加工食品，问题就出现了。无论吃的是什么，你总得吃东西，但如果你吃的绝大多数东西不是营养丰富的食物，那就会对健康产生负面影响了。偶尔吃一包薯片或巧克力饼干不会妨碍你通过饮食治疗抑郁症的进程，但当你的饮食主要是方便食品或垃圾食品时，你的身体就留下了几乎不可能填补的营养空白。

## 改变饮食模式能减肥吗？还是会增肥？

抑郁症和焦虑症患者通常也存在体重问题，有些人体重明显增加，而有些人体重可能降低至不健康的水平。抗抑郁药和抗焦虑药会导致体重增加，进行情绪化饮食也会得到同样的结果，因此不难理解为什么许多患者关心改变饮食模式将如何影响他们的体重。

抑郁症患者体重出现波动是多种因素共同作用的结果，但最重要的因素还是饮食和运动量。第9章的6周饮食计划并不是一个减肥方案，而是一个旨在帮助你塑造更健康、更有活力的大脑的饮食方案。话虽如此，但许多遵循该饮食计划的人最终都成功减了肥，因为他们将饮食中的加工食品换成了全食物，如海鲜和新鲜蔬菜。

## 如果我对食物过敏或不耐受怎么办？

许多有助于改善大脑健康的食物，包括贝类、鸡蛋和坚果，也恰好是常见的高致敏食物。吃了这些食物，有些人可能出现轻微的皮疹或肠胃不适，而有些人可能严重腹痛甚至发生过敏性休克。

食物过敏问题也是我从推荐单一的食物转向推荐食物类别的一个原因。例如，一个人可能对腰果过敏，但可能对南瓜子不过敏，这时他就可以吃南瓜子而非腰果。如果你有食物过敏史，一定要当心。通常来说，你可以找到另一种营养成分类似的食物来替代你过敏的食物。但这样做之前，我建议你向医生或营养师咨询。

你也可能没有食物过敏问题，但会出现食物不耐受的情况，也就是吃了某些食物，你会感到腹胀或胀气，或者觉得过度兴奋，甚至有点儿疲倦。总之就是吃了某些食物后，你感觉不舒服。好消息是，这些食物不是你的必选项。这是我提倡根据食物类别饮食的另一个原因，如果某种食物与你合不来，还有其他很多同样含有你需要的营养素的食物供你选择。你可以先查看你不耐受的这些食物所属的类别，然后从中选择你可以吃的、你觉得最好的食物。

## 如果我不喜欢绿叶蔬菜怎么办？

你不是一个人！其实差不多 15% 的人被称为"超级味觉者"，他们的味蕾对绿叶蔬菜的苦味特别敏感，所以他们不喜欢吃绿叶蔬菜。有很多方法可以处理这种苦味，我接触的许多患者已经成功找到了在饮食中添加绿叶蔬菜的方法。

你可以尝试食用鲜嫩的蔬菜苗而非较老的蔬菜，比如在深秋或早冬的晚上采摘绿叶蔬菜，因为那个时候的绿叶蔬菜有甜味。你也可以尝试不同种类的绿叶蔬菜，比如你可能会发现豆瓣菜比羽衣甘蓝或芝麻菜更好吃。如果你仍然无法适应这些蔬菜的味道，烹饪时添加一些辛香料，或将它们与洋葱、大蒜等一同烹饪有助于改善味道。你还可以将绿叶蔬菜和其他蔬菜一同添加到汤或炖菜中以改善味道。一定有一种绿叶蔬菜适合你，你只是需要一点儿时间去慢慢尝试，找出你味蕾的喜好。

有些人可能还不喜欢蔬菜的口感，他们就是单纯地不喜欢这些食物咀嚼起来的感觉。如果你也这样，那么可以把蔬菜加到汤或炖菜里，或者用它们制作思慕雪等。这样，即使是最挑食的"吃货"，也愿意吃营养丰富的蔬菜了。

## 我一定要吃海鲜吗？

出于各种原因，对很多人来说，多吃海鲜甚至吃海鲜十分困难，我就是其中的一个。作为一个来自印第安纳州的农家男孩，我小时候吃的唯一的海鲜类菜肴，是学校食堂的炸鱼柳，它的味道是我仅有的关于海鲜的记忆，这真的不能怪我以为自己讨厌海鲜。

自从有证据表明长链 ω-3 脂肪酸与大脑健康之间存在联系，以及有研究表明经常吃海鲜的人不太可能患抑郁症和／或焦虑症，我知道我必须克服自己对海鲜的厌恶了。我不得不学习如何吃海鲜，因为海鲜是神奇的长链 ω-3 脂肪酸的少数食物来源之一。通过尝试不同品种的海鱼、不同的烹饪方法，我终于找到了独属于我自己的吃海鲜的方法。我确实花了点儿时间，但我做到了。

你有可能没有吃过半熟不熟的炸鱼柳，只是不喜欢海鲜的味道。是的，一些人难以接受海鲜的味道。海鲜因为含有大量多不饱和脂肪酸而比牛肉或鸡肉更容易腐坏，购买新鲜的野生海鲜（如果有的话）始终是你的最佳选择。优质的海鲜应该带有海洋的气味，而非腥味——味道较清淡的白身鱼也更容易吸收你最喜欢的调料。

你可能可以接受三文鱼或牡蛎的味道，但难以接受像鲭鱼这类被称为"鱼腥鱼"的味道。给你一个建议：烹饪时加点儿生姜。人们把大家喜欢的贝类，如贻贝和蛤蜊称为"食底泥动物"其实不太恰当，因为它们在移动时通过过滤海水摄食，但这种觅食方式不会使它们变脏或不健康。

有些人出于宗教信仰而不能吃某些种类的海鲜。例如，遵从犹太教教义的人不吃任何没有鳍和鳞的海鲜，比如虾、牡蛎和龙虾等。

许多患者担心海鲜中含有不利于身体健康的污染物，比如重金属（汞）和微塑料。差不多 20 年前，科学家们发现，很多海鱼和淡水鱼中的汞和难以降解的有机污染物（如阻燃剂和塑料）的含量出奇地高。鱼类和贝类的生理机制决定了它们往往会吸收受到污染的水中的重金属，而人体内重金属含量过高可能危害健康。现在，水污染问题越来越严重，这意味着许多鱼不断摄取的微塑料等污染物会长年累月地在其体内积聚，而这些鱼最终可能摆上我们的餐桌，这些污染物最终可能进入我们的身体。一般来说，你可以通过食用较小的鱼（如鳀鱼或沙丁鱼）或者贝类（如蛤蜊和贻贝等）来避开汞和微塑料。

海鲜的种类非常之多。如果你正在想方设法扩大饮食范围，不妨去你最喜欢的餐厅点一份海鲜类菜肴，或者到海鲜餐厅试一下当天最新鲜和好吃的海鲜。

## 吃红肉不是对心脏不好吗？

在过去的两年里，研究人员发表了很多关于红肉，包括牛肉、羊肉和肉制品对健康的影响的研究成果。这些研究成果均显示，红肉与心脏病和炎症有关。甚至有一些研究表明，食用大量红肉可能与癌症有关。[1] 从历史上看，这些关联得归咎于红肉中的饱和脂肪和胆固醇——美国人每周都吃大量牛肉。

此外，许多人也担心吃肉对环境造成影响。规模化生产牛肉的企业对牛并不"人"道，很多企业生产牛肉的方式造成了严重的环境问题，这就导致牛肉中含有更多的饱和脂肪。难怪这么多人正在考虑将饮食转变为蛋奶素食甚至纯素食。又或者，至少限制牛肉的食用量？

作为一个前素食者，我可以在这里告诉你，健康地、道德地和负责任地吃肉是可能的，而且这样做有诸多好处，比如战胜抑郁症和 / 或焦虑症。一些研究发现，素食与抑郁症状之间存在关联，尤其是对男性而言。《欧洲临床营养学》（*European Journal of Clinical Nutrition*）上的一项研究发现，纯素食者往往缺乏维生素 $B_{12}$，因为植物性食物中基本不含维生素 B$_{12}$，而维生素 B$_{12}$ 又是抗抑郁的关键营养素之一，这就需要引起重视了。

话虽如此，但你不必在心脏健康与大脑健康之间进行取舍，你也不必放弃自己有关环保的道德原则。有一个好方法可以让你更好地将红肉纳入饮食，那就是选择草饲动物的肉。草饲动物的肉和谷饲动物的肉的脂肪含量和结构完全不同，前者总体脂肪含量较低，含有更多有益健康的单不饱和脂肪酸、ω-3 脂肪酸和共轭亚油酸。从注重品质的小型家庭农场购买肉类有助于减小对环境造成的压力，饮食安全也更有保障。

此外，饮食不再以肉类为主也很重要。SMILES 研究的领头人费利斯·杰卡发现，当一个人需要同时注意心脏和大脑的健康时，控制自己所吃的红肉的量就变得非常重要。早在 2012 年，她和她的同事就研究了一千名成年女性的红肉食用量和抑郁症的关系。他们发现，红肉食用量经常超过 RDA 的女性更容易感到沮丧，这可能没什么奇怪的。然而有趣的是，他们还发现，红肉食用量持续低于 RDA 的女性也更有可能患抑郁症。杰卡及其同事已经控制了他们能想到的所有干扰因素，在分析完这项研究的数据后他们发现，每周吃适量，即不超过 900 克的瘦红肉可以促进大脑健康。因此，如果你的饮食中含有少量肉与大量蔬菜和谷物，那么这就是对心脏和大脑都有益的饮食。

## 如果我想吃素（纯素食或蛋奶素食）呢？

没问题！正如我之前所说的，为了大脑健康而吃，有不同的吃法。我知道很多人热衷于吃素，这样的你仍然有可能通过饮食来战胜抑郁

症和 / 或焦虑症。你只需仔细查看我列出的食物类别中的不同食物，选择自己能吃的食物以确保获得充足的对大脑健康有益的营养素，如多不饱和脂肪酸和维生素 $B_{12}$。老实说，要想在不吃海鲜或肉类的基础上保持大脑健康比较难，但也并非完全不可能。

素食者补充维生素 $B_{12}$ 的一种方法是吃紫菜。紫菜是一种海藻，这也是我认为海藻对大脑健康有益的原因。你通常可以在你最喜欢的亚洲食品店买到以干货的形式销售的紫菜，它含有多种不同类型的具生物活性的维生素 $B_{12}$ 化合物。当日本羽衣国际大学的研究人员给缺乏维生素 $B_{12}$ 的大鼠喂紫菜这种超级食物后，大鼠体内维生素 $B_{12}$ 的水平显著提高。[2] 维生素 $B_{12}$ 的受益对象不仅局限于啮齿类动物。日本鸟取大学的研究人员发表的文献综述强调，对那些不想在饮食中添加肉类的人来说，紫菜是维生素 $B_{12}$、铁等关键营养素的重要来源。[3]

## 我能通过吃鸡肉获得所需的营养吗？

许多人通过吃鸡肉补充蛋白质。我理解这些人的做法，鸡肉比牛肉更易烹饪，味道更佳，也更清淡。话虽如此，但一份鸡胸肉虽然含有 50% RDA 的维生素 $B_6$ 和硒，营养却没有红肉的丰富。

## 鸡蛋怎么样？

如果你和我是同时代的人，那么你可能还记得那句经典的广告语——"神奇的、可食用的鸡蛋"。可能有人指出，鸡蛋的胆固醇含量很高，要想保证饮食健康应该限制鸡蛋的食用，甚至完全不吃鸡蛋。

但事实上，鸡蛋真的是一种近乎完美的健脑食物。鸡蛋中含有大量的B族维生素，包括维生素 $B_6$、维生素 $B_{12}$ 和叶酸等。鸡蛋中也含有大量的维生素 D，还含有镁、锌和铁。鸡蛋是一种优质的蛋白质来源，含有我们大脑不可或缺的重要的 ω-3 脂肪酸。鸡蛋真的是一个营养宝库，它应该成为你战胜抑郁症和 / 或焦虑症的重要"武器"。

此外，鸡蛋中还含有胆碱。胆碱是 B 族维生素的近亲，与预防和改善焦虑症状有关联。胆碱是合成对大脑中的神经元起隔离保护作用的髓磷脂，以及几种关键的神经递质的重要材料，它有助于改善人的学习和记忆能力。

至于胆固醇含量高的问题……其实鸡蛋并不像很多人说的那样对健康有害。虽然鸡蛋确实含有大量胆固醇，但其中大部分胆固醇都无法被人体吸收。因此，除非你一天吃几打鸡蛋，否则吃鸡蛋对你的血脂不会有任何不良影响。

和吃红肉一样，有些人对吃鸡蛋也有道德上的顾虑。但我还是相信，你能在通过吃鸡蛋保持健康的同时不破坏环境的可持续发展。超市货架上有不同的鸡蛋，来自牧场饲养的鸡的、自由散养的鸡的、无笼饲养的鸡的，或者 A 级的、有机的，你很难区分哪种最健康，但在大多数情况下，它们的营养没有太大的差异。如果条件允许，尽量从本地农民那里购买散养的鸡下的蛋，它们营养密度较高，含有较高水平的 ω-3 脂肪酸。但如果条件不允许，可以从超市购买有机的鸡蛋或者牧场饲养的鸡、无笼饲养的鸡下的蛋，它们也是很好的营养来源，足以让你补充对大脑有益的营养素。

## 乳品呢？

牛奶、奶酪和黄油等乳品也是一类在营养学界极具争议的食物。多年来，不断有人指出这些食物中含有大量可能引发心脏病的"坏"饱和脂肪。

我已经说过不止一次，脂肪不是人类的敌人。在这里我还要再重复一次，脂肪真的不是你的敌人。它在促进大脑健康方面起着至关重要的作用。乳品，特别是来自草饲反刍动物的乳品，富含多种脂肪，这些脂肪都有助于脑细胞维持最佳状态。

相比奶酪，许多人更喜欢经过加工的奶酪制品——很多人童年的记忆。但这些奶酪制品中的添加剂——部分氢化油、人工色素和调料——往往比奶酪中的多得多。由于乳品种类繁多，你有许多不同的选择，不一定要选择以牛奶为原料制作的奶酪。为什么不尝试好吃的绵羊奶酪或山羊奶酪呢？我真心建议你参观本地的农贸市场，与专门卖奶酪的商家探讨一下哪种奶酪最适合你。

市面上还有不同的发酵乳品供你选择。普通酸奶和开菲尔酸奶都能为肠道菌群提供很好的食物，而肠道菌群可以促进大脑健康。对乳糖不耐受的人而言，因乳糖含量大大降低，发酵乳品更易消化和吸收。但我要提醒你，购买之前，请阅读冷藏柜中不同发酵乳品包装上的标签，即使是知名品牌生产的发酵乳品，也可能是较受欢迎的"糖心炸弹"，比如经过调味的开菲尔酸奶中就可能添加了大量甜味剂。你最好购买原味的和全脂的发酵乳品，吃的时候自己搭配少量浆果、蜂蜜或黑巧克力即可。

## 说到添加糖……

媒体上关于食用添加糖对健康有害的报道，都是有据可循的。美国人的添加糖平均食用量大得惊人。根据美国心脏协会的建议，一个人每天添加糖的食用量应为 6～9 茶匙，但是美国人平均每天要吃 22 茶匙添加糖。[4] 你没有看错，就是这么多！我们大多数人所吃的糖远远超乎自己所料。有些人只需喝几杯咖啡，添加糖的食用量就超标了。一罐汽水或一杯花式咖啡的含糖量高得惊人。

最新研究，比如 Whitehall II 研究表明，食用大量添加糖的人更有可能出现心境障碍或其他心理健康问题。[5] 这就是为什么认真关注你所吃的食物非常重要，许多方便食品的含糖量非常高，甚至许多以"健康"或"有机"作为卖点的食品中的精制糖也超标了。当你开始思考如何通过饮食战胜抑郁症和 / 或焦虑症时，谨记食用过多的添加糖对你的健康有害。

当然，市面上还出现了大量的糖替代品。从咖啡到烘焙食品，许多食品通过阿斯巴甜等人工甜味剂来调味。我在这里只强调一点：长期摄入人工甜味剂可能改变你的味觉。简而言之，它们可以骗过你的味蕾，让它以为你已经吃到糖了，但它们骗不了你的大脑。长期摄入人工甜味剂，比如每天喝代糖汽水，会导致我们吃更多的含糖食物，摄入过多没有营养的热量。

对碳水化合物的渴望是很多人添加糖食用量超标的一大原因。需要注意的是，并非所有的碳水化合物都是一样的。请多吃植物性食物和全谷物，从它们那里摄入缓释型碳水化合物。下次渴望碳水化合物时，记得吃这些含有健康的碳水化合物的食物。

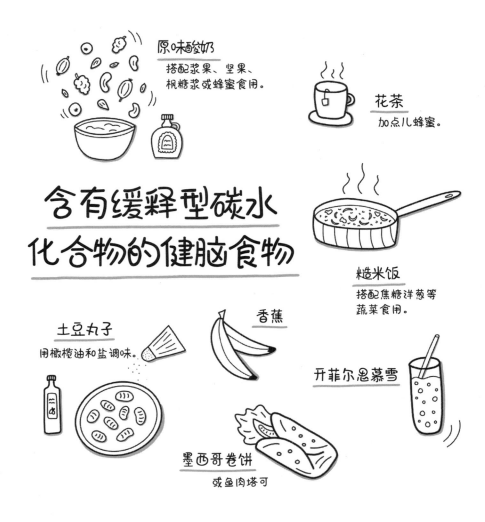

**原味酸奶**

搭配浆果、坚果、枫糖浆或蜂蜜食用。

**花茶**

加点儿蜂蜜。

# 含有缓释型碳水化合物的健脑食物

**糙米饭**

搭配焦糖洋葱等蔬菜食用。

**土豆丸子**

用橄榄油和盐调味。

**香蕉**

**开菲尔思慕雪**

**墨西哥卷饼**

或鱼肉塔可

### 我需要禁食吗？生酮饮食怎么样？

据说，禁食和生酮饮食都可能对心理健康有益——有一些研究支持这一观点。许多动物研究表明，间歇性禁食，即将每天吃东西的时间限制在 16 小时内，可以预防脑卒中或者大脑发生氧化应激。生酮饮食的益处与之类似，进行高蛋白或高脂肪饮食，促使身体燃烧脂肪而非碳水化合物，能够优化大脑功能。虽然禁食法和生酮饮食法在美国各地越来越受欢迎，且我接诊的一些患者的病情因此得到缓解，但相关的人类临床研究，无论是样本人数还是研究时间，都不够，相关证据还不充分。

此外，无论是禁食法还是生酮饮食法，人们都难以坚持实行下去。要想找到蛋白质与碳水化合物的最佳比例以便进入生酮状态，需要尝试很多次，经历漫长的试错过程。对许多人，特别是那些可能正在努力缓解抑郁和 / 或焦虑症状的人来说，坚持进行间歇性禁食同样很难。如果你对禁食或生酮饮食感兴趣，请向医生或营养师咨询，让他们帮你找到安全、健康的实施方法。

### 我不会再也不能喝咖啡了吧？

我知道，许多人每天早上不喝一杯咖啡根本无法起床和活动。但就像我希望你开始吃更多种类的蔬菜一样，我也希望你考虑扩大饮料的选择范围。不同种类的绿茶和红茶也是不错的选择，说不定其中就有一种是你喜欢的呢？你也可以将不同种类的茶叶混合后泡着喝。喝茶对健康有许多益处，因为茶叶中含有很多抗氧化剂（比如多酚），虽然许多茶叶中也含有咖啡因，但含量往往低于一般咖啡的含量。

对那些正在和焦虑症苦苦抗争的人来说，花时间关注自己每日咖啡因的摄入量非常重要。咖啡因之所以能够提神，是因为它是一种中枢神经兴奋剂。也正因如此，摄入过量的咖啡因已经被证明会加剧焦虑情绪，甚至在某些情况下会导致焦虑症发作。用花茶或其他无咖啡因饮料代替咖啡，可能有助于你战胜焦虑症。

## 我应该剔除饮食中的谷物或麸质吗？

我经常被问到这个问题。世界上大约 1% 的人患有乳糜泻——一种具有遗传倾向的自身免疫性疾病。乳糜泻患者摄入麸质后，当小肠试图消化麸质（小麦、黑麦、大麦等谷物中含有的一组蛋白质）时，免疫系统会攻击小肠。多年来，人们对乳糜泻一直缺少认识，医生在下诊断时也很容易忽略这种疾病，近年来它才受到关注。但尽管如此，这依然是一个相当"罕见"的疾病。

有人可能对麸质敏感或不耐受。每年约有 20 万人被确诊对麸质不耐受。他们摄入麸质后不至于出现严重的自身免疫反应，但会导致下消化道炎症，从而出现腹泻、腹胀或易疲劳的症状。对麸质不耐受的人还经常出现皮疹、头痛、关节痛和情绪不稳定的症状。不同的人的症状差异较大，有些人只是稍微不适，有些人则因长期食用不耐受的谷物而导致健康恶化。

剔除饮食中的麸质或相关谷物可能对你有所帮助。但其实对大多数人来说，摄入麸质或吃相关谷物不是他们患上抑郁症和 / 或焦虑症的根源。有些人的症状在他们剔除饮食中的一些谷物后得到改善，是因为他们剔除了面条、面包、饼干和蛋糕等食物中没有营养的热量，而非其中的麸质。当然，你最了解自己的身体。也许小麦不适合你，没关系，因为还有很多不错的谷物供你选择，其中很多谷物完全不含麸质。大米、藜麦、苋菜籽、燕麦和荞麦都是很好的选择，它们营养密度较高，就算你对麸质耐受，我也建议你在厨房里囤点儿这些食物。

有些人就喜欢大口大口吃面包。现在，我们很容易就能买到纯手工制作的面包。它们由全麦粉、坚果和种子制成，你吃一口就能同时吃到不同类别的食物。市面上也有酸面包售卖。这种面包之所以酸，是因为经过了天然的发酵，它能为你的肠道提供益生菌。你一旦开始考虑除了白面包之外还有什么选择，就会发现，其实市面上还有很多不同的能促进大脑健康的替代品。

## 这样吃贵吗？

你有这样的疑问不奇怪，因为超市货架上以"健康饮食"为卖点的食品一般都较贵，价格甚至是普通同类食品的双倍。但进行对大脑健康有益的饮食并不会把你吃破产。还记得 SMILES 研究吗？研究结论里推荐的许多食物，如绿叶蔬菜和彩虹色蔬菜，实际上都比较便宜。你只需几块钱就可以买到不少绿叶蔬菜，它们可以在冰箱里冷藏一周，你甚至可以将它们冷冻储存。许多预包装的方便食品其实贵得多，这也许就是为什么杰卡及其同事在分析对大脑健康有益的饮食的成本时（进行 SMILES 研究期间）发现，参与研究的受试者平均每周在饮食支出上节省了约 25 美元。

"很多对大脑健康有益的食物实际上相当便宜。"杰卡说，"我们进行成本分析、关注大家每月的饮食支出时发现，受试者参与研究前的饮食支出更大，我们推荐的饮食不仅更健康，而且成本更低。"

我完全理解为什么成本是一个需要考量的因素，因为新鲜农产品比加工食品或罐头蔬菜更容易腐坏。但是，许多食物（比如全谷物、奶酪、坚果和豆类）组合购买或大批量购买时更便宜。此外，成为仓储式超市的会员也能帮你省点儿钱。

当然，稍微规划一下也可以帮你省钱。提前规划每天的饮食，在新鲜水果和蔬菜变坏前进行批量烹饪并正确储存，你可以保存得更久。

你在购买食物时可以绕过传统超市来节省开支。你也可以参与社区支持农业（CSA）计划，直接从当地农民那里购买价格合理的、当季的、新鲜的水果和蔬菜。你还可以用购买保险回赠的积分来兑换食物，你如果已经兑换过，就知道用多少积分能得到多少食物了，号召朋友或家人一起兑换更划算。你也可以购买"外观次品"，价格比超市里的便宜 20%～30%。这些"外观次品"虽然不能参加"选美比赛"，但和外观良好的同类产品一样新鲜、健康和可口。

购买这些食物可能需要花费一些精力，但这样做有助于你在预算范围内改善饮食，从而缓解抑郁症和 / 或焦虑症。等你改变了饮食、只吃我推荐的食物就会发现，你每周花在饮食上的钱和现在相比其实是差不多的，甚至更少。

## ◎ 做好充分准备

我再强调一次，饮食很复杂，但你要知道，在为改善心理健康调整饮食时遇到困难，你不是一个人。

在翻阅下一章之前，你需要思考一下，在将不同的食物纳入饮食时你可能遇到的障碍，从而更深入地了解自己目前的饮食，以及你为什么倾向于选择你现在吃的食物。抑郁症和焦虑症都可能改变我们对自己和周遭的认知，从而改变我们的生活方式，但你在调整饮食的过程中不要感到畏惧，否则只会使改变饮食变得更加困难。

在开始考虑如何更好地从不同的食物类别中选择食物来战胜抑郁症和 / 或焦虑症时，你必须仔细思考自己的现状，以及更重要的，你的目的是什么。我将继续帮你了解自己与食物之间的联系，以及影响你对食物的选择的因素。我希望这样做可以帮助你更好地了解如何持续保持饮食健康，从而促进大脑健康。让我们进一步探讨探讨吧。

**本章回顾**

- 饮食很复杂。虽然周围充斥着大量关于食物和健康的关系的似是而非、自相矛盾和不尽不实的信息，但你要知道，没有所谓的唯一正确的饮食。

- 在实行 6 周饮食计划（第 9 章）前，请先尝试问问自己，在饮食中添加更多对大脑健康有益的食物时，你可能遇到什么障碍、面临什么挑战。

# 第 7 章

·····

# 自己治愈自己吧！

» 健脑食物诊所运营的底层逻辑是什么？《

在过去的 10 年里，我在临床实践中所采取的治疗抑郁症的方法发生了根本性变化。因为越来越多的证据表明，食物确实是药物，可以促进大脑健康，预防和解决心理健康问题。此外，我对这些知识的应用也不断改进，因为我发现患者在尝试改变饮食时需要面对很多难题，其中相当多的人只有得到认同才能取得更大的进展。

作为一名临床医生，我的目标是保证你吃进去的食物让你感到快乐的同时改善你的健康。告诉你"要吃得健康"，或简单地建议你在早餐三明治中添加一些羽衣甘蓝作用不大。事情没有那么简单。我不能只告诉你该做什么，更重要的是，我需要花时间仔细思考你在选择吃更健康的、营养密度更高的食物时可能遇到的阻碍，更好地帮助你获得你所需的知识、技巧和信心，这样你才可能通过改变饮食战胜抑郁症和/或焦虑症。这就是我在纽约市成立"健脑食物诊所"（Brain Food Clinic）的原因，我希望能够将循证营养学和整合精神病学疗法与传统疗法相结合，帮助人们过上更加快乐和充实的生活。

在上一章中，你已经看到了我从自己接诊的患者和演讲台下的听众那里收集的一些常见问题。了解这些问题的答案有助于你更好地理解选择合适的食物来改善大脑健康的重要性。就像我在前文所说的，饮食很复杂。更甚的是，由于各种因素的影响，我们许多人使它变得更加复杂。也许你遇到了相似的问题，有相似的疑问，或者在调整饮食时面临其他挑战。无论如何，花时间仔细评估你与食物之间的关系是接下来你需要做的，这有助于你更好地了解食物与心理健康之间的联系，以及确定自己于何时在何地通过何种方法设定具体、可实现和可持续的目标。你完全有能力改变现状。

在我的诊所中，患者与我或我的同事萨曼莎紧密合作。萨曼莎获得了社会工作硕士学位，是一名治疗师、健康教练和厨师。我们就患者的饮食进行评估，然后根据实际情况提出适当的饮食改善计划。对饮食进行评估是我们制订的治疗计划中的关键部分，旨在了解一个人的饮食细节，发现其最喜欢的食物、做得很好的地方，并找出还需要做出调整的地方。

"很多时候，大家虽然对什么食物有益大脑健康已经有了一定的认识，但开始尝试调整自己的正餐或零食时，就遇到困难了。"萨曼莎说，"对许多人来说，他们遇到的阻碍并不明显，我们需要通过恰当提问来让他们发现'哦，我是有这样的习惯'或者'我从来没有意识到这原来是个问题'，而这就是进行饮食评估的意义。"

你无须与我们进行面谈就可以完成饮食评估。其实，你只需在家里回答一些简单的问题就可以了。

在回答问题时，你需要记住，进行饮食评估的目的不是批判你或让你难堪，我们无意让你感到不安，或让你产生自己正在尝试一件不可能的事情的想法。实际上恰恰相反，进行饮食评估旨在探索你与食物之间的关系，让你可以向前迈出一小步。我在此再次强调，调整饮食的目的就是让你取得哪怕一点一滴的进步，而非让你做到完美。虽然认识到调整饮食可能面临各种挑战非常重要，但你关注的重点应该是如何找到方法和动力，以便做出明智的选择，并且一直坚持下去。

我发现大家对自己饮食中需要改进的地方都有不错的认识，你需要信任你的直觉。当然，在改变饮食的过程中也可能遇到一些潜在的困难。此时，你需要静下心来思考是什么在妨碍你，并且把这些问题记录下来。这样，这些问题才不会妨碍你实行 6 周饮食计划。

虽然饮食很复杂，但进行饮食评估并不复杂。你只需诚实地回答问题，然后回想一下自己每日饮食的细节。你可能发现，写下你吃的东西可能有助于你换个角度思考自己的饮食状况。你可以更好地思考，自己的日常饮食中什么对你有益，什么则需要调整。这样做可以帮助你掌握调整饮食的技巧和确定具体的措施，最终实现饮食健康的目标。不要忘记，我们需要取得进步而非做到完美。通过饮食战胜抑郁症和焦虑症，需要你一餐一餐、一种食物一种食物、一口一口地逐步进行。

# ◎ 你为什么看这本书？

你拿起这本书一定是有原因的，我希望你在准备实施 6 周饮食计划时思考一下你为什么看这本书。在医学领域，我们把这个过程称为患者的"主诉"。请思考以下问题。

- 你或你的亲人是否被确诊患有抑郁症和 / 或焦虑症？
- 是的话，主要症状是什么？
- 在预防或控制相关的症状时，你最关注什么？
- 你对自己心理健康的主要关注点是什么？你何时开始关注的？
- 什么最让你感到困扰，困扰到觉得自己需要做出改变的程度？
- 如果饮食可以帮助你战胜抑郁症和 / 或焦虑症，对你来说意味着什么？

还记得皮特这个二十出头的小伙子吗？他来找我为他治疗反复发作的抑郁症。许多人可能认为皮特最感到困扰的，是他不得不再次与父母同住这件事。表面上看，未能独自过上成年人的生活是令他感到失望的主要原因。但实际上，皮特寻求治疗，更多的是想改变自己内心"失落与灰暗"的感受，他的首要目标是恢复精力，从他过去一度热衷的活动中重新找到乐趣，简单说就是找回快感。

"我对任何事都提不起兴趣，"他说，"有时我觉得过去喜欢做的事情没有任何意义。但我想改变一下。"

无论你是像皮特一样希望自己动力十足，还是只是想更好地照顾你的家人，认真思考上述问题都可以帮助你确定接下来该做什么，帮助你认清自己在向饮食中添加更多种类的食物时可能面临的困难。

## ◎ 你与食物有什么关联？

也许你小时候每一顿都把自己吃撑，现在也是这样——除非吃到撑，否则不觉得自己吃完了一顿饭。也许你的饮食与你成长的文化背景密切相关。也许你将幸福感与一大碗面条或刚出炉的蛋糕联系起来。也许你在每餐都自己做的家庭中长大，你想起盒饭就没有胃口。也许你生活在双职工家庭，父母都有工作，你每天都要自己做饭，而你做得最好的仍然只是启动微波炉……我们每个人都与食物建立起了独属于自己的关联，这对我们如何以食物养活自己有重要的影响。

你可能还记得，苏珊在成长的过程中吃了大量生菜沙拉，她被告知这是一道很健康的菜肴，可以帮助她控制体重。在考虑自己与食物的关联时，她才意识到她做的许多事情都存在某种形式的"剥夺"，而这正是她产生焦虑和担忧情绪的根源。她不断地自我挣扎，责怪自己没有按照正确的方式饮食。当我们更深入地谈论她与食物的关联时，我才了解到其他方面的信息，比如她的母亲从来不做饭，因此她也没有花太多时间做饭。当谈到做饭的基本技能时，苏珊对此感到极度缺乏信心。

"我其实经常吃外卖。我当然会使用微波炉，我切菜的能力和大家也差不多。"她说，"但我会的也仅此而已。"

了解了自己与食物之间的关联，苏珊才认识到自己该从哪里开始改变，以便找到简单的、不会给自己造成压力的替代食物。例如，将一些水果、绿叶蔬菜和开菲尔酸奶倒入搅拌器，不需要太多的技能就能做出一杯营养密度非常高的思慕雪。水煮蛋也被她纳入饮食。苏珊具备切菜的技能，她还可以为自己和家人制作大家都喜欢吃的富含叶酸的松子青酱。

当你思考自己与食物的关联时，请问自己以下问题（注意，如果花时间思考并写下答案，可以更好地解决这些问题）。

- 你童年时的饮食是什么样的？
- 你和家人一起吃饭吗？这对你意味着什么？
- 你家一般吃什么食物？你参与准备吗？
- 你今天在哪里吃的饭？公司？学校？饭是谁做的呢？
- 做饭让你感到舒适吗？
- 在餐馆你通常点什么？
- 你在家里吃饭的时间多吗？你多久出去吃一次？
- 你喜欢吃什么？什么食物最能让你感到满足？什么食物给了你最强烈的幸福感？
- 你去超市购买健康的食物回家自己烹饪的感觉如何？
- 你的厨艺如何？
- 就你和食物之间的关联而言，哪个方面你觉得自己最需要改进？你的哪一项烹饪技能最需要改进呢？

通过思考这些问题，你可以更好地了解你的过去、你的饮食习惯以及是什么在影响你的饮食，从而发现自己在选择食物时可能遇到的困难（而这些可能是你从前没有考虑过的），更重要的是，找到自己的饮食中需要调整的地方。

回想过去，我们可以知道自己的舒适圈在哪里。例如，如果你小时候吃过很多种类的食物，那么你可能对尝试新食物持更加开放的态度；但如果你小时候吃的东西很单一，那么你可能不会意识到原来一个人的饮食可以如此多样。你可能并不是不喜欢绿叶蔬菜，而是不喜欢冷冻储存后再被微波加热的绿叶蔬菜，但你只有在尝到好吃的烤抱子甘蓝后才可能意识到自己实际上是喜欢绿叶蔬菜的。通过了解自己的过去，你可以找到自己的饮食中可调整的地方，并且对自己能够一步步改善饮食更有信心。

## ◎ 你的饮食模式是什么？

了解你目前的饮食模式其实就是了解你日常都在吃什么。请问自己以下问题。

- 你早餐通常吃什么？
- 你午餐通常吃什么？
- 你晚餐通常吃什么？
- 你吃零食吗？如果吃的话，你通常吃什么？
- 你每天少食多餐吗？还是只吃三顿正餐？
- 你最喜欢的食物是什么？
- 你有什么不能吃的食物吗？
- 你喜欢喝什么？你每天喝什么？
- 你是否对某些食物过敏或不耐受？
- 你有非常难以接受的食物吗？
- 你吃得最多的是哪类食物？你在哪方面做得很好？

你可能以为自己可以轻松回答这些问题，但经验告诉我，你如果试图完全依赖记忆回答这些问题，那么通常会忽略关键信息。所以我建议你至少连续一周记下自己的饮食。你可以在笔记本上记录自己每天食用的食物（包括种类和量）并审视自己的饮食；可以在上下班途中思考一下自己每日的饮食；现在有许多不错的饮食日志类的应用程序或软件，你也可以将其下载到手机或其他常用的电子设备上，用它们进行记录。我们通常建议来我们诊所就诊的患者任选一种自认为方便的方法，只要能毫无遗漏地、准确地记录自己的饮食即可。千万不要小看记录饮食的重要性。

吃完每顿正餐或零食后都要准确记下你吃了什么和吃的时间。你要老老实实地记录，以便更好地了解自己在何时吃了什么，这将有助于你找到自己可以改善的地方。让你记录的目的不是批判你或让你感到难堪，而是希望你了解自己当前的饮食状况。正如我在诊所中经常看到的，这些饮食日志确实有助于人们了解自己的饮食习惯。在记录饮食的同时，请同时记录你的睡眠情况和焦虑水平，并给你一天的心境打分（最低分为 1 分，最高分为 10 分），这么做对你有帮助。我在下一页附了一个简单的饮食日志模板，开始记录吧。

连续一周认真记下自己吃的东西，你将直观地了解自己的饮食模式。你可能会注意到，你往往在中午感到精力不济，然后你就会立即从自动售货机中买一些薯片或甜食吃。你改善饮食的机会来了：你如果意识到自己中午的饮食会出问题，可以准备一些坚果或水果带在身边。又或者你可能会注意到，每当上班快迟到时，你总是在上班途中买一个甜甜圈来作为早餐。那么，如果冰箱里有早就准备好的水煮蛋呢？即使你再匆忙，也可以在早上吃到高蛋白食物。

你可能会发现，每到周末你就喜欢吃意大利千层面。也许吃它令你感到舒适，这并非坏事！既然意大利千层面是你喜欢的菜肴，它

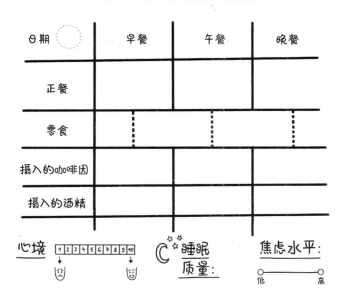

就为你改善饮食提供了契机。你可以在自己喜欢的意大利千层面里添加更多的绿叶蔬菜或其他蔬菜吗？你可以在其中添加更多的健脑食物吗？如果你喜欢某种菜肴，那么认可它，并通过进一步思考来改善它的味道。

　　记录饮食不仅是为了让你注意到自己的饮食中需要改进的地方，还是为了让你知道，在与抑郁症和／或焦虑症斗争这件事情上，哪些地方是你已经做得很好和值得你自豪的。

　　"通常，患者一周后带着饮食日志来时会说，'哇，原来我每天都吃绿叶蔬菜啊'或者'我其实吃了很多彩虹色蔬菜和水果'。在认真记录饮食之前，他们真的没有意识到自己其实在某些方面已经做得很好了。"萨曼莎说，"在与抑郁症和 / 或焦虑症斗争时，你有时会觉得自己做得不够好。但这些日志不会骗你，它们可以让你清楚地看到自己已经取得的成就，从而让你更好地了解自己的饮食。"

## ◎ 你的动机是什么？

至此，你已经清楚自己的主要关注点、自己与食物之间的关联以及自己的饮食模式，是时候思考你想要做出改变的动机了。是什么促使你这样做呢？

心理学家通常会探讨一个人做一件事的内在动机和外在动机。就你想要做出改变这件事而言，内在动机可能是你希望获得某种回报；外在动机则是一些外在的因素，比如逃避惩罚或获得某些外在的奖励。

所以你应该问问自己：为什么决定改变饮食来治疗抑郁症和 / 或焦虑症？你的终极目标是什么？

改变自己的饮食模式并不容易。我在前文已经介绍得够详细了，所以你应该已经充分了解了自己可能面临的挑战。但是正如我在前文也明确指出的，改变饮食模式完全是可行的。如果有一股内在的动力推动你一步步取得进步，或者说如果你想要做出改变的理由是你真的希望为自己做点儿什么，那么你更容易成功。

"在改变饮食习惯的过程中，患者其实常常感到泄气，"萨曼莎说，"这就是为什么他们需要知道自己真正要的是什么，以及这样做的原因。一个人只有真正认同自己所做的事情、走近它并找到它的意义，才能坚持和继续下去。因此，了解自己为什么想要做出改变，明白焦虑症和／或抑郁症如何剥夺了自己的生活，人们才能够坚持下去。"

无论基于什么样的动机，你都希望这些动机足够让你应对可能面临的挑战，只有这样你才能继续前进，即使在前进的过程中你可能犯错，毕竟和其他尝试新事物的人一样，你也难免犯错。

我的目标是帮助你找到取得进步的方法。有些患者以为他们需要一下子彻底改变自己的饮食，但这对大多数人来说是不现实的。你需要做的是逐步改变，且认识到过程会有起伏。你需要确保你有足够强大的动力，这样在面临挑战时或犯错后，你才不会轻易放弃，而是总结经验并继续尝试。

请对改变的过程抱持开放的态度。犯错后，告诉自己这不代表失败了，只是一个教训而已。我可以告诉你很多关于我在改变饮食的过程中犯的错。第一次尝试在自己的饮食中添加海鲜时，我加了很多奇奇怪怪的调料，还煮过头了（其实我现在偶尔还会这样）。我第一次尝试烹饪鳕鱼时，做出来的鳕鱼腥味非常重，这让我一下子想起了高中食堂里的炸鱼柳。但是，这些失误并没有打击我的积极性，反而改变了我对海鲜的刻板印象，给了我一些额外的信心。最终，我找到了自己喜欢的且家人可以接受的烹饪海鲜的方法。况且，正是因为我了解怎样做海鲜会失败，我才更加清楚如何把海鲜添加到自己每周计划的饮食中。没有这些手忙脚乱的经历，我不可能成功。你很快也会意识到，你所犯的错都将对你有所帮助。

## ◎ 设定目标

正如萨曼莎所说，通过饮食战胜抑郁症和／或焦虑症并不是要你完全推翻原有的饮食模式，因为这对大多数人来说是不切实际的。我们其实希望你持续做一些小的改变，将更多不同类别的营养密度高的食物纳入饮食，这样你就可以让大脑处于持续发育和可塑的状态。记住，任何旅程都由你迈出的每一步组成，同样，学习如何改变饮食也需要你一口一口地进行。

管理学家制定了 SMART 目标管理原则来帮助企业经营和成长。根据 SMART 目标管理原则，你在设定目标时，应确保所设定的目标是具体的（Specific）、可衡量的（Measurable）、可实现的（Achievable）、现实的（Realistic）和具时效性的（Timely）。[1] 同样地，要想改变饮食习惯，你也需要设定 SMART 目标。完成饮食评估后，你可以更好地确定自己的 SMART 目标，从而更好地做准备。

例如，你的饮食评估可能提示你需要多吃绿叶蔬菜，以及你在保持早餐健康方面遇到了一些困难。这样你就知道该从哪里开始调整饮食了。你可以在 6 周饮食计划的第 1 周（绿叶蔬菜周）设定目标，即在这一周将自己最喜欢的绿叶蔬菜添加到早餐中。例如，星期一，在制作思慕雪时加入绿叶蔬菜（方法见第 9 章）；星期三，在制作可口的鸡蛋卷或蛋饼时加入绿叶蔬菜；星期五，在制作你最喜欢的意大利面时加入绿叶蔬菜。这些目标是具体的、可衡量的、可实现的、现实的和具时效性的。在设定并达成了 SMART 目标后，你还可以获得新的知识、技巧和信心，并用这些方法将绿叶蔬菜添加到其他菜肴中去。

在确定了饮食中的哪些地方需要做出改变后，设定小而具体的目标。当你实现了目标后，你应该为自己感到高兴。在与焦虑症和 / 或抑郁症苦苦抗争时，你很容易忽略自己已经取得的成就。你应该认可自己在饮食调整之路上所获得的成功，这样才能激励自己进一步做出改变。

虽然饮食很复杂，但通过饮食战胜抑郁症和焦虑症的方法并不复杂。你不一定要戒掉你喜欢吃的食物，也无须学习全新的健脑食谱，只需评估自己当前的饮食，确定何时以及如何在你的饮食中添加更多营养密度高的食物。设定可行的目标并为之努力，待实现了一个个目标后你很快就会发现，原来你已经打好了坚实的基础，而这样的基础有助于你更好、更持久地改变饮食，从而大大降低你的焦虑水平，改善你的情绪。

## ◎ 一切尽在掌控中

萨曼莎和我都知道，要想持续改变一个人的饮食，使其变得更健康，不仅要为他提供一份对大脑健康有益的食物和营养素清单，还要仔细研究他与食物之间的关联、他的饮食模式、他所遇到的困难和他改变饮食的动机等。不了解这些信息，不仅很难为其设定目标、让其从食物中获得快乐，而且很难让其从获得小成就的过程中积累经验，最终取得更大、更长远的胜利。

请记住，就改变饮食而言，没有所谓的唯一正确的方法，没有不可变动的饮食方案。改变饮食也是自我发现的过程，你要做的是真正了解自己的饮食习惯，并在取得进步时认可自己的进步。

有些人可能担心 6 周时间不够，有些人可能在一周内做出太多的调整，最终崩溃。所以我在这里还要告诉你，作为一名"吃货"，你有自愈的能力。无论你如何安排和规划自己的饮食，你都有重来的机会，在调整饮食的过程中出现任何失误都是正常的。当然，如果提前思考自己的饮食模式和可能遇到的困难，你将更有可能实现目标。你对自己与食物之间的关联的理解会进一步加深，你将更有能力和信心来改善大脑健康，而这些都是通过饮食战胜抑郁症和焦虑症的基础。

**本章回顾**

- 为了更好地实行 6 周饮食计划，请思考一下自己为什么要改变饮食模式。在谈及自己或亲人的心理健康时，你最关注的是什么？

- 请分析你与食物之间的关联。你小时候的饮食是什么样的？你觉得自己做饭容易吗？你去餐馆吃饭时通常点什么？

- 花点儿时间记录一下自己一周的饮食（本章提供了饮食日志模板），从而更好地了解自己当前的饮食模式。你最常吃的食物是什么？你什么时候吃零食？你最喜欢什么食物？你的心境如何？焦虑水平呢？

- 在你开始实施计划之前，设定具体的、可衡量的、可实现的、现实的和具时效性的 SMART 目标。你每周可以设定哪些目标来帮助自己取得进步，从而为你最终的成功助力？

- 记住，你的饮食完全处于你的掌控中。你要做的不是制订严格的饮食方案，而是了解自己的文化背景和饮食模式，这样你才有足够的能力和信心来实施为期 6 周的饮食计划。

# 第 8 章

· · · · ·

# 布置厨房

» 准备好你的"工作场所"了吗? «

约吉·贝拉曾是美国著名职业棒球队——纽约洋基队的一员,他曾经说过:"90% 的比赛,一半是心理战。"他指的当然是棒球比赛,但他这句话所蕴含的道理同样适用于目标的实现。读到这里,你肯定已经知道如何提高心理素质来更好地调整饮食了。通过思考现代"吃货"常常遇到的问题,以及进行饮食评估,你肯定已经发现了阻碍自己在饮食中添加更多健脑食物的因素。此外,你肯定也已经明白从何处着手来改变饮食,纳入更多营养丰富的食物了。

接下来你要做的是,布置你的厨房,让其成为方便舒适的"工作场所"。这其实很容易。我们经常把大量的时间花在购买和准备食物上，又或者我们因缺乏经验或厨艺不精而对烹饪感到恐惧。我遇到了太多不相信自己能做饭的人，但他们经过一段时间的练习后，也都成了自己的营养指导师。简而言之，只需端正心态，配备一些基本的厨具和调料，你就能够在规划和准备膳食时更加周到和高效。要想通过饮食改善心理健康，你需要花时间为自己准备一个"工作场所"，以便轻松地从不同的食物类别中挑选食材，制作自己爱吃的菜肴。

这一章，我将重点介绍厨具和一些技巧，从而帮助你提高烹饪效率，充满信心地开启 6 周饮食计划。掌握烹饪技巧后你就能尽情享受在厨房烹饪的乐趣，从而更好地将这种有利于改善心理健康的生活方式坚持下去。当你越来越有经验时，本章的内容还可以启发你尝试新的食物和食谱。

大家没有吃有益大脑健康的食物有很多理由，你在进行饮食评估时可能也发现了自己的一些理由。也许你很忙，这让你觉得自己没有足够的时间做饭；也许你对自己做饭这件事感到恐惧；也许你因住的地方或生活方式所限，很难购买到新鲜的蔬菜和水果；成本也可能是你的一个考虑因素。

尝试在预算范围内进行健康饮食看起来很难，也许是因为你的病使得你根本缺乏动力或精力开始。不管你的理由是什么，毫不退缩地布置好你的厨房，也就掌握了约吉·贝拉所说的成功的要诀，有助于推动你开始实施并有效完成为期 6 周的饮食计划。让我们开始吧。

## ◎ 你的厨房里有什么？

在你开始之前，最好先盘点一下自己有什么。请仔细查看自己的厨房，并清点一下厨房里的东西。你家里都有什么食物？（比如你喜欢的零食是什么？它们放在哪里？）放在冰箱最里边的东西是什么？放在冰箱门边的呢？你现在有什么厨具？你经常使用哪些厨具？哪些厨具已经很久没见光了？你如何储存食物？家里有辛香料等调料吗？它们放在厨灶附近吗？

清点的目的是搞清楚家里有什么可以为你所用，并清理掉那些你不再需要的东西。虽然整理厨房很麻烦，但要想成功调整饮食需要一个良好的"工作场所"，所以整理厨房是一个好的开始。那些之前没有找到的肉类其实在冰箱最里面吗？很可能它们已经坏了，但还占用了你本来可以用来放浆果、绿叶蔬菜或海鲜的重要空间。那些薯片或咸味零食占了橱柜中最好的位置吗？那里更适合用来存放坚果、种子等对大脑健康有益的零食，这样你在嘴馋时的首选很可能就是它们。通过思考并调整食物存放的位置，你可以更好地弄清楚如何重新布置厨房，从而提高烹饪的效率，为你实施 6 周饮食计划助力。

不要让清理厨房变成你的压力源，你不必一次清理完，你也不必过度担心。其实，你大可以在实施 6 周饮食计划的过程中，每天大约花 10 分钟进行清理。第一天，扔掉冰箱里所有时间过长或过期的食物。第二天，清理抽屉，扔掉里面没有用的东西，准备重要的厨具。第三天，盘点一下厨房里还有什么存货。第四天，整理调料，想想该如何放置调料……你会发现，只需一两周时间，你就完成了厨房清理工作，优化了厨房的布置，你能更好地实施 6 周饮食计划了。

记住，每段旅程都从迈出第一步开始。与很多人的看法相反的是，其实要想让厨房实用，你不需要很大的空间或太多的厨具。你要做的是整理好你已经有的东西，确保你在需要的时候能够轻松找到这些东西。一旦有了更多的功能空间你就会发觉，其实通过饮食治疗抑郁症和焦虑症只需要一些基本的厨具、新鲜的食材、味美的调料而已，当然还需要你源源不断地补给营养密度高的食材。

## ◎ 基本厨具

在通过饮食治疗抑郁症和焦虑症的过程中，拥有合适的厨具将事半功倍。准备厨具比你想象的更容易。下面我将重点介绍一些厨具，在按照下一章的食谱烹饪时你可能用得着。当然，你不必购买我所介绍的全部厨具，拥有一把好菜刀、一个不锈钢沥水篮、一块砧板、一口煮锅、一口煎锅其实就足够了。

随着厨艺的逐渐进步，你可能对自己在家做饭越来越有信心，也可能希望购买更多的厨具，以便制作更多我在下一章提及的菜肴。

以下是我推荐的一些厨具。

**食物夹**。毫不夸张地说，易开合的食物夹可以用来处理一切（从拌沙拉到炒菜等）。请购买可以放进洗碗机清洗的食物夹以方便自己。有了食物夹，你就可以搅拌、翻面，以及夹取烤箱、煎锅或烤架上的各种食物。

**砧板**。挑选砧板很难出错。我个人比较喜欢木砧板的外观和它给人的感觉，但塑料砧板更加便宜，且可以放进洗碗机清洗。无论你要做什么菜，多准备几块砧板都会让烹饪变得更加轻松。当然，如果你手上已经有一块不错的木砧板，那么不一定还要添置砧板，它其实也够用了。

**削皮器。**一个好的削皮器不仅可以用来削土豆、胡萝卜等蔬菜的外皮，还可以用来刨西葫芦丝、去除一些难搞的果皮（比如柑橘或芒果的皮等），甚至可以用来刨黄油片或奶酪片。为了好好保养削皮器，请用温水和洗洁精手动清洗以保护刀片。

**菜刀。**商店里有许多不同价格的菜刀，关键是找到你喜欢的菜刀并让它保持锋利。可以买一两把可靠的水果刀、一把长约 20 厘米的厨师刀和一把长约 25 厘米的面包锯齿刀。一把好用的刀可以帮助你像专业厨师一样剁块、切末、切丁、切片。要想延长菜刀的寿命，请手动清洗。

**开蚝刀。**这种特殊的刀具可以撬开牡蛎等贝类的壳，取出它们的肉。有一把方便手握和发力的开蚝刀，你就可以轻松打开你爱吃的贝类的壳，再也不会弄伤手了。

**刨丝器。**无论是传统的盒式刨丝器，还是简单的手持式刨丝器，都可以帮你将大蒜、奶酪、柑橘皮等刨成丝。大多数刨丝器都可以放进洗碗机清洗。

**不锈钢沥水篮。**这是我家厨房里最常用的厨具之一。一个简单的沥水篮就可以帮助你完成很多事情，从清洗水果、蔬菜到沥去面条里的水分，不一而足。你一旦用熟了，就会生出这样的疑问："之前我怎么没发现它这么好用呢？"

**厨房剪刀。**一把锋利的厨房剪刀可以剪一切食物，从新鲜的芳香植物到鸡胸肉等，不胜枚举。买一把不锈钢的，这样你就能把它放进洗碗机清洗了。有些厨房剪刀甚至可以一分两半以便清洁。

**搅拌机。**要想缩短切片、切块或搅拌的时间，使用大功率的搅拌机是你最好的选择。虽然你也可以使用小型搅拌机（适合用来制作一人份的菜肴）、手持式搅拌器（在制作汤或思慕雪时，直接把它放在锅或碗里搅打）或食物料理机（用来切片、切丁和绞肉糜等的器具），但大型搅拌机具备多种功能。市面上像维他密斯（Vitamix）或柏兰德（Blendtec）之类的高端品牌的搅拌机很贵，但也有便宜的搅拌机供你选择。买一台耐用的、大功率的搅拌机，你就有不同的方法制作汤、思慕雪、松子青酱等菜肴了。

**不锈钢平底煎锅。**市面上有不同的平底煎锅供你选择，但其实你只需要一大一小两口不锈钢平底煎锅就足以做出你最喜欢的菜肴了。用它煎和焖菜都没有问题。如果你想更进一步，那么买一口铸铁平底煎锅就显得更重要了，虽然使用铸铁锅需要更多的准备工作，清洗起来也更麻烦，但它既可以在炉灶上使用，又可以放进烤箱，还能为人体提供铁（这一点对素食者非常重要）。

**烤盘。**烤盘不仅仅能用来进行烘焙！有一定深度的烤盘可以帮助你批量烤不同的食物。烤盘价格非常便宜，不锈钢的烤盘还易于清洗，用完后把它扔进洗碗机就可以了。

**慢炖锅、电饭锅或电高压锅。**在过去的几年里，你所有的朋友可能都买了电高压锅，这是有原因的。这种高压锅可以代替慢炖锅、老式高压锅、电饭锅、蒸锅和空气炸锅，你只需放几种食材进去，它就可以快速、可靠地完成其余工作。如果你对电高压锅不太感兴趣，那么我建议你起码买一口电饭锅或慢炖锅，它们是我最喜欢的两种锅。

电饭锅适合用来煮各类谷物；慢炖锅则非常适合用来做一些简单的、一锅熟的菜，比如冬天用它炖一锅鸡肉蔬菜汤。

**玻璃储物罐。**虽然许多人喜欢用塑料储物罐，但我建议使用玻璃的，有以下几个原因。使用玻璃储物罐的话，你打开冰箱很容易就能看到冰箱冷藏室或冷冻室内的东西，不需要再到处翻了！此外，它们

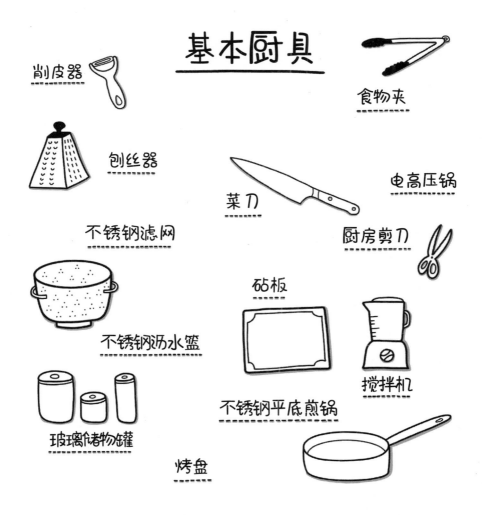

基本厨具

削皮器

食物夹

刨丝器

菜刀

电高压锅

不锈钢滤网

厨房剪刀

砧板

不锈钢沥水篮

搅拌机

玻璃储物罐

不锈钢平底煎锅

烤盘

更环保，比塑料储物罐的保温性更好，并且不会像塑料储物罐那样造成食物污染。

## ◎ 食物的储存

现在，你已经搞定了厨具，是时候考虑食物储存的问题了。大多数美国人的厨柜里都装满了含糖加工食品。有限的储物空间被这些食物占用，你就没有地方存放营养丰富的食物，改善大脑健康了。考虑用以下食物换掉那些垃圾食品吧，这样你就可以随时制作能给大脑提供丰富营养的菜肴啦。

### 谷物

有时你特别想吃一块吐司，我明白这种感觉。但除了日常烘焙所用的谷物之外，还有其他大量不同的谷物供你选择。这些谷物既可以用来制作美食，又可以为你提供更多样的植物营养素。通过将制作白面包和蛋糕常用的普通精制白面粉（来自小麦）换成能为你提供更复杂的碳水化合物的全谷物，你很快就会发现，这在满足你对碳水化合物的渴求的同时，还让你获得了更多能够促进大脑健康的营养素。下面有几种谷物供你选择。

**大米。**很多国家居民的主食都以大米这种谷物为主是有原因的。它易煮，且米饭可以用来与不同的食物搭配，本身也很好吃。虽然你可能更熟悉经过"抛光"的大米，也就是去除了种子外皮的白米，但其实糙米、野米和黑米等谷物没有去除外皮，它们含有更多的营养素，包括对大脑健康至关重要的维生素 $B_1$，即硫胺素。可以用电高压锅或电饭锅煮饭，用米饭搭配绿叶蔬菜、彩虹色蔬菜和三文鱼，很好吃。你也可以自己做彩虹泡菜花生酱炒饭（食谱见第 9 章）。

**藜麦和苋菜籽。**藜麦和苋菜籽是两种伪谷物，它们在过去的几年里很受欢迎。它们是阿兹特克人[①]的主食，含有蛋白质、单不饱和脂肪酸和多不饱和脂肪酸，以及"抗抑郁关键营养素清单"中的许多维生素、矿物质和植物营养素。额外的好处？两者都易于准备，不用花费太长时间。

**钢切燕麦。**燕麦是一种常见的健脑谷物，因含有缓释型碳水化合物而成为不错的早餐食物，它能够提高你的精力水平。钢切燕麦还含有重要的植物营养素和胆碱，胆碱是一种与减轻焦虑症状有关联的物质，类似于 B 族维生素，能补充胆碱是吃钢切燕麦额外的好处。但是需要注意的是，不要购买占据超市货架大部分空间的即食燕麦，大部分即食燕麦里都添加了糖。你可以自己煮一锅钢切燕麦饭，然后淋点儿蜂蜜，搭配浆果或黑巧克力食用。你还可以用它做一些可口的菜肴，也可以用燕麦饭搭配切达奶酪、韭菜和煎鸡蛋食用。

**小米。**如果你希望通过谷物摄入蛋白质和膳食纤维，那么小米是你不错的选择。小米也是镁和多酚的良好来源，其中的狐尾粟甚至含钙！虽然小米经常被美国人忽视，但谷子（小米是它去壳的籽实）是全球六大谷物之一。和大米一样，你很容易用小米搭配绿叶蔬菜或彩虹色蔬菜做一顿有益大脑健康的饭食。

---

[①] 墨西哥人数最多的一支印第安人。——译者注

## 豆子和豆荚

有一种最好的且成本最低的提高饮食营养密度的方法，那就是在饮食中加入少量豆子或豆荚。很多人喜欢的鹰嘴豆、扁豆和芸豆等能为人体提供独特的植物蛋白，还含有植物营养素、矿物质和人体必需的 B 族维生素。它们的性价比超级高，你只需花几块钱就可以在超市买到不少干豆。用它们来帮助你增加饮食中的营养素，帮助你的大脑发挥最佳作用吧。

## 芳香植物

添加一些芳香植物可以增加食物的味道。新鲜的芳香植物的另一个优点是，含有一些重要的植物营养素。虽然我在下一章的食谱中会向你介绍芳香植物与食物之间的最佳搭配，但你自己不妨先尝试尝试。下面我提了一些建议，告诉你如何使用芳香植物来制作好吃又健脑的菜肴。

**罗勒**。从意大利罗勒到甜甜的泰国罗勒，罗勒的品种非常多。你可以试一下，看看哪一种是你喜欢的。无论最终选择哪种罗勒，你很快都会发现，这种芳香植物与水分充足的蔬菜和水果（如番茄和西葫芦）很搭，与你喜欢的奶酪也特别搭。在制作白身鱼、鸡和虾时撒一点儿罗勒碎还可以增添一种独特的风味。当你尝试在饮食中添加一类新的食物时（实施 6 周饮食计划的过程中），都可以使用这种芳香植物进行一些新尝试。

**韭菜**。你可能不知道，韭菜其实是洋葱的近亲，你可以把它看作一种特殊的洋葱。这就是人们把韭菜当作一种多功能芳香植物的原因。它可以为鱼类或你最喜欢的彩虹色蔬菜添加额外的味道，也可以为汤和酱汁增加风味。当你想额外添加一些味道时，韭菜绝对是一个很好的选择。

香菜。注意，对有些人来说，香菜的味道实在难以接受。但大多数人可能都喜欢香菜的味道，比如他们会在烹饪蔬菜、鸡肉和鱼类时加点儿香菜，以增添独特的香味。如果你从来没有吃过香菜，请先在吃墨西哥菜或泰国菜时尝一下煮熟的香菜，煮熟的香菜味道比较温和。一旦你喜欢上香菜的味道，就可以在烹饪豆类、土豆或蘑菇时加一点儿香菜了。

欧芹。你可能已经注意到，很多餐馆的菜肴里都添加了新鲜的欧芹。为什么呢？欧芹一年四季都有，不但新鲜，而且带着春天的气息。你可以在汤、酱汁或者肉类、鱼类的制作过程中使用欧芹。它真的是一种百搭的芳香植物。

鼠尾草。鼠尾草是一种味道十分浓郁的芳香植物，最适合在烤和腌制食物时使用。你也可以把它简单地添加到橄榄油和蒜蓉酱中，用于烹饪蔬菜和制作意大利面。如果你对这种芳香植物不太了解，那么最好一开始只使用1片鼠尾草叶（因为它的味道有点儿冲），之后再慢慢增加用量。我相信慢慢地，你会把它添加到各种菜肴，包括南瓜、土豆、鸡肉和面条中。

迷迭香。这种芳香植物是腌制肉类的重要材料。它不仅能为肉类提供独特的风味，还能为你提供植物营养素，如迷迭香酸和迷迭香酚，它们具有抗炎功效，也因具有神经保护作用而被广泛研究。撒一点儿迷迭香碎（新鲜的或者晒干的），为你喜欢的菜肴增添风味吧！

**龙蒿**。龙蒿其实与象征阳光和明媚的向日葵是近亲。这种甘草风味的芳香植物是法国菜的主要配料，与西柚和芦笋等最搭。我最喜欢使用龙蒿的方法之一，是用它和柑橘一起为烤鱼调味。

**百里香**。百里香是薄荷家族的成员。它经常被用作汤、炖菜、烧烤和烤鱼的配料。它的味道也很冲，所以加一点儿就够了。但这是一种很受欢迎的芳香植物，可以加强其他常用调料，如普罗旺斯香料（herbs de Provence）和意大利风味混合香料（Italian seasoning blends）等的味道。

## 辛香料

你可能已经听说过，要想做一手好菜，需要用对调料。当你知道如何处理不同类别的食物后，在菜肴中添加你喜欢的辛香料可以把菜肴的水平从"好"提升到"超级好"。这里我列出了一些辛香料，你应该准备一些以便随时使用，它们不仅可以为菜肴添加味道，还可以为你提供更多的维生素和植物营养素。

**黑胡椒**。现磨黑胡椒粉可以为任意食物增添风味，它含有丰富的抗氧化剂，还具有抗炎功效。

**辣椒**。你可以使用少量辣椒面来给肉类和蔬菜增加一些辣味，从而使菜肴更加开胃。辣椒含有大量的维生素 C、钾和维生素 $B_6$，而且能给人强烈的刺激感。市面上也有无糖无盐的辣椒粉（混合辛香料）供你选择。

**孜然**。这是一种普通但未被充分利用的辛香料。孜然带有独特的泥土的味道，它是热性的，能为许多受欢迎的食物，从秋葵到辣椒、扁豆、鹰嘴豆，提供一种微妙的味道。孜然不仅可以增添食物的风味，还可以为你提供一些额外的植物营养素和铁。

**咖喱。**这种混合辛香料是印度菜肴的"主角"。它不仅能给人独特的辛辣味道，还被证明可以增强人体的免疫系统，并将人体的血液循环系统保持在最佳状态。你可以在制作各种不同的汤和炖菜时使用咖喱粉，也可以用它来为蔬菜、鱼肉和鸡肉调味。

**大蒜粉。**我遇到过一些不能消化生的食物的人，你可能没有时间或因为嫌麻烦不想自己捣蒜，这都不是问题，因为大蒜粉可以让你毫不费劲地把大蒜添加到你喜欢的菜肴中。注意，大蒜盐是大蒜粉与食盐混合的调料。如果使用了大蒜盐，记得调整食盐的用量，以免摄入过多的钠。

**姜黄。**姜黄略带酸味，而且味道有点儿冲。它可以为菜肴增添独特的风味，它不仅是一种辛香料，还受到印度传统医学的推崇。它可以为主菜和甜点提味，如果你在其中添加了一点儿姜黄的话。和黑胡椒一起使用时，姜黄可以更好地为大脑提供益处，因为黑胡椒可以促进人体对姜黄素的吸收，而姜黄素是姜黄中的一种活性成分，与大脑中 BDNF 的表达增强有关联。

## 食油

想让汽车发动机高速运转的人，通常愿意多花一点儿钱购买品质更好的机油，同样的道理适用于人们对食油的选择。不要使用劣质食油或者饱和脂肪含量超级高的油脂，这样会使你之前为改善饮食所做的努力白白浪费。你应该选择有益大脑的、有机的且富含单不饱和脂肪酸的食油。请购买小瓶装的食油并将其放在远离光照的地方以防氧化，请进行低温烹饪从而"锁"住食物中的营养。虽然市面上有许多食油供你选择，但是我推荐下面这 3 种，即橄榄油、草饲动物黄油和椰子油。

**橄榄油**。据说对心脏有益的物质都对大脑有益。橄榄油中含有一种名为"羟基酪醇"的特殊植物营养素，它可以保护你的血管，使你的心血管和神经系统保持在最佳状态，这就是很多专家都认为橄榄油是健康饮食的重要组成部分的原因。橄榄油也是地中海饮食的核心，它不仅有助于预防和控制抑郁症状，还可以对抗炎症。你可以买一瓶特级初榨橄榄油，里面含有更多你需要的植物营养素。如果你所制作的菜肴需要高温加热，请购买烟点更高的精制橄榄油。

**草饲动物黄油**。不要买超市货架上的人造黄油或植物黄油。草饲动物黄油能为你提供的不仅是更浓郁的风味，还有对肌肉和脑细胞有利的健康脂肪。此外，草饲动物黄油中还含有额外的维生素和矿物质，这些维生素和矿物质在大脑发育的过程中起着至关重要的作用。如果你愿意尝试，也可以试一下酥油，即传统印度菜肴中常使用的澄清黄油。与黄油相比，酥油的烟点更高，还具有独特的坚果味，能为鱼类或蔬菜提供额外的风味。

**椰子油**。这种油不含反式脂肪酸，适合用来煎炒食物。虽然椰子油超级油脂的地位仍然存在争议，但它已被证明具有抗炎功效。椰子油的主要成分为中链甘油三酯。有研究正在探讨椰子油是否可以为阿尔茨海默病患者的大脑提供其所需的能量。椰子油也是生酮饮食的主要组成部分，它有助于人体保持生酮状态。

## 冷冻的食物

虽然新鲜的季节性水果、蔬菜和高蛋白食物通常是你获得大量植物营养素的最佳选择，但我们知道，有时候要想买到新鲜食材并不容易。冷冻的食物其实也含有很多营养素，你一年四季都可以在超市的冷冻柜里找到它们。早晨想简单地做一杯有益大脑的思慕雪，或想简单炒个菜，从冰箱冷冻室里取出这些食物就可以直接用了。

**冷冻的浆果等水果。** 想要一份简单的早餐？冷冻的蓝莓、草莓和桃子都可以，有时你甚至可以用上冷冻的热带水果，如芒果。早上，只需从冰箱冷冻室里抓一把你喜欢的水果，然后和用新鲜水果制作思慕雪一样，用它们来制作思慕雪。有了它们，你一年四季都可以享用思慕雪这种富有夏日气息的食物。

**冷冻的绿叶蔬菜。** 菠菜、羽衣甘蓝和抱子甘蓝也适合冷冻储存。将它们冷冻起来，随取随用。你随时可以从冰箱里取出它们炒着吃，也可以用来做慢炖菜或者烤着吃。

**海鲜。** 不是每个人住所附近都有鱼市，所以不是每个人都随时可以买到新鲜的海鲜。但好在许多海鲜都可以冷冻储存，比如鲈鱼、三文鱼和虾。当你想好好吃一顿时，这些冷冻的海鲜就可以派上用场了。

当然，这里所列的并不是全部可以为你治疗抑郁症和 / 或焦虑症提供帮助的冷冻食物。你可能已经在冰箱里冷冻储存了一些鸡肉或牛肉。当你打破过往的饮食习惯，不再眷恋那些快餐类的冷冻食物，你其实也可以轻轻松松地通过吃冷冻的食物摄入丰富的营养。

## ◎ 购物技巧

超市充满了各种诱惑。如果在超市的过道走来走去，你最后可能会买很多你根本不需要的食物，特别是你不该食用的咸的和含添加糖的加工食品。要想既能买到适当的食材以保证 6 周饮食计划的实施，又避免自己购买一些不该买的食物，你可以先在超市存放新鲜水果、蔬菜、海鲜、肉类等食物的地方逛，然后快速走到谷物和冷冻食品存放区，购买你可能需要的其他食物。

## ◎ 提前做好规划

当你感觉自己不在状态时，想到自己还要做饭会感觉压力很大。有时即使我心情不是太差，也会有这种不想做饭的感觉！这就是为什么提前做好规划很重要。通过批量烹饪，你可以提前准备好几餐的饭食，这样你即使连续几天都不想做饭，也可以吃得很健康。

同样，如果你觉得清洗厨具好麻烦，可以考虑使用烤箱。你需要做的只是将一些健康的食材放在烤盘上，然后将烤盘放入烤箱。有各种各样的食谱供你挑选，这样你也不会因为总吃一样菜而感到腻烦。使用烤箱最好的地方是，吃完后你需要做的只是洗一两把刀叉和烤盘而已。如果你希望在做饭时"扔进去"就不用管，慢炖锅和电高压锅也是你的好帮手。

提前做好规划也方便你把做好的饭菜分成小份。当一个人因心理健康问题而苦苦挣扎时，他往往不是吃得太多就是吃得太少，如果将你做好的菜肴预先按照分量分成小份，就能控制你和家人所吃食物的分量。

## ◎ 走捷径也不用有所顾虑

正如前文提及的，我写本章的目的是介绍不同的厨具和一些技巧，这些厨具和技巧可以帮助你提高烹饪的效率，以便你在实施 6 周饮食计划时得心应手。虽然大家现在的饮食无法促进大脑健康，但先花点儿时间做好身心准备，你就可以充分利用 6 周饮食计划。不知不觉你就会发现，你的心理健康已经在逐渐改善。

倘若你没有任何烹饪经验，或一直在与心理健康问题斗争，我可以理解为什么你觉得做这些准备工作对你来说有点儿难，这也是为什么我想强调最后这条重要原则：走捷径并不是作弊。并不是只有拥有一个工具完备、存货充足的厨房，你才能通过饮食战胜抑郁症和 / 或焦虑症，实际上你最需要做的是说服自己对自己的饮食做出改变。如果你还没有开始尝试新食谱，请考虑如何将不同类别的几种食物添加到自己最喜欢的菜肴中，搞清楚自己饮食中的什么食物可以被替换掉。

也许有时候考虑买些什么食材对你来说太难了，你无法说服自己不到超市的冷藏柜买一些打包好的半成品食材，或者购买食材配送到家服务。如果这是你增加饮食中的绿叶蔬菜、彩虹色蔬菜和海鲜等的最佳方式，那你这样做没有任何问题。

如果完全不想做饭呢？没关系，也有办法。如果你还是无法理解为什么不能从你最喜欢的外卖中获得所需的营养，那么问一下你经常光顾的餐厅是否可以在你最喜欢的菜肴中添加一些菠菜或芝麻菜。你也可以稍微走出自己的舒适区，点一两道不同的菜，比如鱼类菜肴或辣炒蔬菜，使用你已经学到的知识来帮助你向饮食中添加营养密度高的食物。

我之前已经说过，通过饮食战胜抑郁症和焦虑症，需要一口一口地进行。至于如何开始吃第一口，完全取决于你自己，不要因为自己想到的解决办法而感到愧疚。

正如我告诉患者的，我不会替他们决定他们该吃什么或怎样吃。你也不应该对自己的做法妄下判断。你有自己的口味、价值观和饮食方式，如果你的方法正在帮助你改变自己固有的、根深蒂固的饮食习惯，而且你确实在饮食中添加了更多营养密度高的食物，那么你已经取得了一定的进步。我经常看到的是，在逐渐改善饮食并感觉症状有所好转后，患者更愿意对自己的饮食做出进一步改进。随着信心和知识的积累，他们将更好地选购和准备食材。改善饮食不需要你的厨艺达到大厨的水平。

下一章，我将为你详细介绍 6 周饮食计划，告诉你在改变饮食的过程中你可能最需要获得帮助的地方。如果你已经完成了食物评估并重新布置了厨房，采购了物资，那么你已经完成了最难的部分，已经为自己日后的成功打好了基础。现在是时候详细了解这项饮食计划，并开启将自己培养成营养指导师的旅程了。出发吧！

## 本章回顾

- 要想通过饮食治疗抑郁症和焦虑症，重新布置厨房是必不可少的一步，这么做有助于你在规划和准备膳食时考虑得更全面，提高烹饪效率。

- 花点儿时间整理一下自己的厨房。你有什么厨具？你有什么基本的食材？现在厨房的哪些布置可能影响你改善饮食？

- 最基本的厨具包括一把好菜刀、一个不锈钢沥水篮、一块砧板、一口煮锅和一口煎锅。有了这些厨具和吃更多健脑食物的意愿，你就可以开始 6 周饮食计划了。随着时间的推移，你可能对自己的厨艺变得更有信心，此时你可以再添置一些厨具，比如食物夹、削皮器、搅拌机、开蚝刀、厨房剪刀和一些玻璃储物罐。

- 囤一些豆类和谷物可以确保你在需要时将其添加到汤和沙拉中，从而使你的饮食更加健康。使用芳香植物和辛香料可以为你制作的对大脑健康有益的菜肴添加风味。

- 提前做好规划对你也有好处，特别是当你不在状态却还想通过饮食治疗抑郁症和／或焦虑症时。一周花一两天批量准备食物，可以确保你每一餐都吃到营养丰富的食物。

- 走捷径时，不要过于苛责自己！并不是只有拥有工具完备、存货充足的厨房，你才能够通过饮食战胜抑郁症和／或焦虑症，你要做的是一步一步慢慢前进。

# 第 9 章

· · · · ·

# 6 周饮食计划和食谱

对于食物会如何影响你的大脑健康，你已经了解了很多，也知道了哪些类别的哪些食物可以帮助你战胜抑郁症和 / 或焦虑症。现在，是时候把这些知识应用于实践了。为此，我制订了一个为期 6 周的饮食计划，目的主要是帮助那些有心理健康问题的人，让他们了解具体应该如何通过饮食改善心理健康。我一直向来我的诊所就诊的患者推荐类似的饮食计划，这是一个能够有效帮助他们的、简单的、个性化和可持续的方法。有了计划，他们就能更好地调整饮食，摄入更多对大脑健康有益的营养素了。[1]

我不要求你完全、彻底地改变自己的饮食，这不现实。我也不是要强迫你吃自己不喜欢的食物，从长远来看，这也难以持续。相反，这个为期 6 周的饮食计划以周为单位为你提供简单的指导，主要介绍了萨曼莎和我所接触的患者的成功案例。我们的目标是为你提供一个基础，你可以在这个基础上进行改进。为了战胜抑郁症和 / 或焦虑症，你现在所吃的食物可能与你 6 周后、3 个月后甚至一年后所吃的都不一样。如果你在改善大脑健康的过程中继续尝试新菜肴，不断提高自己的厨艺，并变得越来越自信，那么你会发现自己的饮食模式在逐渐改变，虽然改变的过程可能很慢，但重要的是一直在变好。

　　我将在后文列出每周的基础菜肴。每一周，我都会制订一个饮食目标，简单地告诉你如何用健康的食物置换你饮食中不健康的食物，向你介绍你可能面临的挑战和详细的食谱。在每周结束时，我希望你能根据我列出的问题评估自己本周的饮食。如果你实现了目标，即你自己制订的那些具体的、可衡量的、可实现的、现实的和具时效性的目标，那么我要恭喜你。当然，你还可以思考一下你的饮食还有哪些不太理想的地方，这样下次就可以在这些地方进行调整了。

　　在接下来的 6 周里，你会注意到不同种类的食物是如何搭配在一起的。前面 4 周，我将逐一介绍如何在饮食中添加 4 类主要食物——绿叶蔬菜，彩虹色蔬菜和水果，海鲜，坚果、种子和豆类。第 5 周，我将告诉你如何在饮食中少量添加有助于肠道菌群保持均衡的发酵食物，从而改善大脑健康。在最后一周，也就是第 6 周，我希望你思考一下自己与食物之间的联系是怎样的，探索附近的农贸市场，了解当地的农产品，找到获得当地健康的食物的途径，并在此过程中与周围的人打交道，从而更持久地改善大脑和心理健康。

　　记住，战胜抑郁症和焦虑症靠的从来都不是某种单一的方式。虽然我为你提供了食谱，但这并不意味着你以后都只能照着这些食谱烹饪菜肴。我给你提供的只是一个基础、一个起点，你需要从这里开始，将更多营养丰富的食物纳入自己的饮食，但吃法可不止我提供的这些。在实施 6 周饮食计划的过程中，你可以弄清楚自己可以接受的是什么：也许早餐你更喜欢在炒蛋的时候添加一些羽衣甘蓝或豆瓣菜，而不是做绿色北非蛋；也许你仍然不敢在家中自己烹饪海鲜，但你和皮特一样，可以接受从自己最喜欢的餐厅点鱼肉塔可吃……虽说条条大路通罗马，但前提是选择其中一条路出发。我可以向你保证，无论你目前的饮食模式是什么样的，无论你面临什么样的挑战，一定有一条路适合你。

大脑是你最重要的资产。你如果想让自己和家人尽可能保持大脑健康，那么可以从实施这个饮食计划开始，培养自己的相关技能，学习相关知识，通过饮食来战胜抑郁症和 / 或焦虑症，让大脑一直保持健康。

在开始介绍 6 周饮食计划之前，我还要提醒你一点：虽然我介绍的是一个为期 6 周的饮食计划，但是它也可以变成 8 周、12 周甚至 30 周饮食计划。改变饮食习惯对你来说可能具有很大的挑战性，特别是当你正在努力改善自己的心理健康时。但是，我们的目标是取得进步，而不是做到完美。每个人都可以按照自己的步调前进，如果你有一周没有达到自己的目标，或者你还没有准备好开展下一周的饮食计划，没关系，你可以重复这周的饮食，从而更好地实现目标。实际上，如果有需要，你可以连续好几周在饮食中添加同一类食物，以达到你想要的效果。如果你不得不暂停饮食计划一两周，那么下一次你只需从暂停的地方开始就可以了。千万不要让内疚感或尴尬感变成你改善饮食的道路上的阻碍，你要明确自己的目标，那就是改善大脑健康。如何通过饮食来战胜抑郁症和焦虑症完全取决于你自己。如果你需要更多的时间，我可以肯定地告诉你，没问题，这不会影响你最终获得成功。

## ◎ 第1周：绿叶蔬菜

几乎所有人都应该食用绿叶蔬菜，无论他们被推荐进行何种饮食。这是有原因的。羽衣甘蓝、芥菜、菠菜、芝麻菜和豆瓣菜等是世界上最基本的食物。仔细观察一下你喜欢的所有菜肴你就会发现，一切都源于太阳能和叶子。[1] 这就是你大部分的餐食中都应该包含绿叶蔬菜的一大原因。

在饮食中加入充足的绿叶蔬菜后，你可以确保每餐都获得充足的水分、较强的饱腹感和高密度的营养。你也可以获得肠道菌群喜欢的重要的膳食纤维，以及许多植物营养素、维生素和矿物质，从而让身体和大脑处于最佳状态。

例如，简简单单的一杯羽衣甘蓝就含有很多营养，但只含 33 千卡热量，它可以为你提供 600% RDA 的维生素 K、200% RDA 的维生素 A 和 134% RDA 的维生素 C，更不用说铁、叶酸、钙以及一系列抗炎植物营养素了。

你本周的目标是，如果可以的话，每天吃 1~2 杯满满的切碎的

---

[1] 植物生长离不开叶子的光合作用，叶子是动物的食物，成就了人类。——译者注

绿叶蔬菜。（这看起来有点儿多，但是用油炒一下或者将其做成汤，几口就吃完了。）

## 如何开始

回顾一下你在第 7 章中所做的食物评估。你吃了多少绿叶蔬菜？每天有吃 1 ～ 2 杯吗？你绿叶蔬菜的食用量达标了吗？如果你每天都能吃 1 ～ 2 杯满满的切碎的绿叶蔬菜，也许你本周应该在绿叶蔬菜品种的选择上做出改变，比如尝试你没有吃过的葵花子苗或芥菜等。

如果吃绿叶蔬菜对你来说是一项挑战，那么在饮食中添加营养丰富的绿叶蔬菜的最简单的方法之一，就是做一杯有益大脑健康的思慕雪。在搅拌机里放入半根香蕉、一些浆果、一些核桃仁、一杯羽衣甘蓝、一些冰和开菲尔酸奶，启动搅拌机即可。把这杯思慕雪当作早餐吧，它味美可口，饱腹感也很强，还能为你提供多种有益大脑健康的营养素。你也可以在自己最喜欢的食物里加入绿叶蔬菜，我知道许多患者在制作奶酪炒蛋时会加入豆瓣菜，或者在制作千层面或墨西哥卷饼时额外添加菠菜。在考虑如何实现本周的 SMART 目标时，思考一下你目前的饮食中可以改变的地方，你可以替换掉其中的一些食物，也可以增加一些健康的食物，从而保证饮食的营养密度。

## 提示和技巧

我最喜欢绿叶蔬菜的原因之一，是绿叶蔬菜有各种各样的做法。当我问大家怎么吃绿叶蔬菜时，大家最先想到的就是做沙拉。真单调！其实还有其他很多很好的烹饪方法。做沙拉当然是一个很好的开始，苏珊就把沙拉里的生菜换成了芝麻菜，这是一大进步。你也可以通过在沙拉里添加你喜欢的绿叶蔬菜来增加沙拉的营养。当然，你还可以用绿叶蔬菜制作可口的松子青酱，再将其加进你爱吃的菜肴中。直接用油把绿叶蔬菜炒熟也是不错的选择。总之，绿叶蔬菜有很多种做法。发挥你的想象力吧！

我经常被问到，绿叶蔬菜究竟应该直接吃生的还是煮熟了吃？我的回答一直没变：都可以！准确来说，两种吃法都要有。如果把绿叶蔬菜煮熟了吃，你的确会少摄入一些叶酸等热敏性营养素。但即使这样，每吃一口，你仍然可以从中获得大量健康的维生素和矿物质。如果你讨厌直接吃生的绿叶蔬菜，那么你可以试试蘸酱吃。后面即将介绍的羽衣甘蓝恺撒沙拉，就搭配了奶油般的味道浓郁的腰果恺撒酱，这么吃可能令你对绿叶蔬菜有所改观。

这其实也是一个机会，你尝试不同的烹饪方法的机会。大多数超市里都有各种样式的食物——新鲜的、冷冻的、袋装的……你轻轻松松就可以将这些食物添加到任何一餐中。当你脑海中有关绿叶蔬菜的吃法不再局限于沙拉，你很快就会发现，绿叶蔬菜其实可以成为你的早餐、午餐和/或晚餐。你可以在一天之始，把汁水丰富的绿色北非蛋当作早餐；中午，喝一碗葡式翡翠汤；晚上，在你喜欢的菜肴上淋一点儿松子青酱。真不错！

## 挑战

对大多数人来说，最大的挑战是寻找烹饪蔬菜的新方式。但其实一旦尝试了新菜肴和不同的烹饪方式，你就会发现自己对绿叶蔬菜的喜爱程度远超想象。但需要注意的是，未经洗涤的绿叶蔬菜常携带大肠杆菌、沙门菌、李斯特菌等病原体。一定要仔细清洗，以防感染。其实，你只需在一个大盆里装满清水，然后把绿叶蔬菜放进去，仔细清洗干净后所有污垢就都沉到盆底了。当然，你也可以直接从超市购买已经洗干净的绿叶蔬菜。

---

## 反思

在进入第 2 周之前，请思考以下问题。

1. 你完成本周的目标了吗？每天有吃 1～2 杯绿叶蔬菜吗？

2. 祝贺你取得成功！你用什么方法帮助自己实现了这一目标？你还有哪些策略可以用来帮助自己完成下周的目标？

3. 你有尝试照着食谱进行烹饪吗？你觉得自己需要锻炼哪些技能，以便更好地烹饪绿叶蔬菜呢？

4. 你怎样才能更好地继续在你的饮食中添加绿叶蔬菜呢？

# 绿叶蔬菜

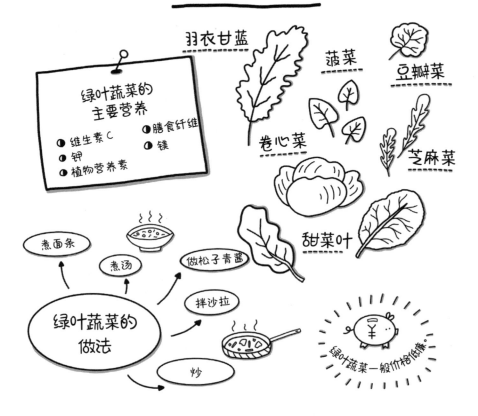

羽衣甘蓝

菠菜

豆瓣菜

绿叶蔬菜的
主要营养

- 维生素C
- 钾
- 植物营养素
- 膳食纤维
- 镁

卷心菜

芝麻菜

甜菜叶

煮面条

煮汤

做松子青酱

拌沙拉

绿叶蔬菜的
做法

炒

绿叶蔬菜一般价格低廉。

# 绿色北非蛋

...

**4 人份**

这道菜能为你提供充足的胆碱和 B 族维生素，可以让你拥有稳定的情绪和平静的心态。用鸡蛋和绿叶蔬菜开始新的一天？是的！这道菜全年都可以做，你可以随季节使用你喜欢的绿叶蔬菜。例如，冬季用羽衣甘蓝，春季用瑞士甜菜，夏季用菠菜，或将它们组合使用。这道菜最适合用皮塔饼或口袋面包包着吃，种子和这道菜的口感也很搭。你如果想在传统版本的番茄北非蛋的基础上添加大量绿叶蔬菜，可以将食谱里的蔬菜高汤替换成一罐番茄罐头（约 400 克），小火慢炖至和典型的番茄酱一样稠，然后撒点儿粗盐调味，最后打入鸡蛋即可。

2 汤匙橄榄油

2 捆（约 700 克）瑞士甜菜，茎和叶分
　别粗粗切碎，并分开装（约 9 满杯）

1 个中等大小的黄洋葱，去皮，切丁

3 瓣大蒜，去皮，切末

1 茶匙孜然粉

适量粗盐

1/2 茶匙烟熏辣椒粉

1/4 茶匙干红辣椒面

1/4 茶匙姜黄粉

1/3 杯低钠蔬菜高汤

8 个较大的鸡蛋

85 克（约 3/4 杯）菲达奶酪，切碎

2 汤匙切碎的新鲜香菜

2 汤匙切碎的南瓜子仁

1. 在直径 30 厘米的平底锅中倒橄榄油，中火加热。倒入切碎的瑞士甜菜茎和洋葱丁，翻炒 4~5 分钟，直至蔬菜变软。

2. 加入蒜末、孜然粉、3/4 茶匙粗盐、烟熏辣椒粉、干红辣椒面和姜黄粉，翻炒 1 分钟，炒出香味。加入切碎的瑞士甜菜叶和蔬菜高汤，搅拌一下，煮 2~3 分钟，直至瑞士甜菜叶变软、大部分水分蒸发。

3. 转中小火，用勺子背面在蔬菜混合物上压出 8 个坑，分别打入鸡蛋，撒一点儿粗盐调味，煮 5~7 分钟或煮至蛋白几乎凝固。然后撒一层奶酪碎，盖上锅盖，煮至蛋白完全凝固。再根据自己喜欢的蛋黄凝固程度，煮

2~4 分钟。

*4.* 出锅，撒上切碎的香菜和南瓜子仁。

---

**每份的营养统计数据：** 348 千卡热量，21 克蛋白质，17 克碳水化合物，22 克脂肪（其中包含 7 克饱和脂肪），369 毫克胆固醇，6 克糖，5 克膳食纤维，744 毫克钠

**主要营养素：** 130% RDA 的维生素 A，125% RDA 的维生素 B$_{12}$，80% RDA 的维生素 C，69% RDA 的胆碱，57% RDA 的镁

---

# 羽衣甘蓝恺撒沙拉
...
## 4 人份

　　这是我最喜欢的一种吃羽衣甘蓝的方法。虽然所有品种的羽衣甘蓝都可以用来做这道沙拉，但拉齐纳多羽衣甘蓝叶子较长、颜色较深，最适合。这道饱腹感极强、营养丰富的沙拉里，除了羽衣甘蓝之外还有两种超级食物，即鳀鱼和腰果。由于鳀鱼富含长链 ω-3 脂肪酸，所以你吃的鳀鱼越多，大脑就越健康。传统的恺撒酱是用生鸡蛋做的，我把它换成了浸泡一整夜的生腰果仁以获得来自植物的细滑口感。富含营养的奶酪南瓜子脆饼虽然不是用油炸面包丁做的，但你咬下去，每一口都非常酥脆。

**腰果恺撒酱**

4 条油浸鳀鱼，沥干

1/4 杯帕尔玛干酪碎

2 汤匙生腰果仁，最好提前在水中浸泡
　一整夜

3 个巴西坚果仁

1 个较大的蛋黄，液态的

1 个较大的柠檬，榨汁（约 3 汤匙）

1 茶匙第戎芥末酱

1/2 茶匙大蒜粉

1/2 杯橄榄油

适量粗盐

**奶酪南瓜子脆饼**

1½ 汤匙橄榄油　　　　　　　　1/4 杯帕尔玛干酪碎

1/2 杯面包屑　　　　　　　　　1/4 茶匙大蒜粉

1/2 杯切碎的南瓜子仁　　　　　1/8 茶匙粗盐

**沙拉**

2 捆（约 700 克）拉齐纳多羽衣甘蓝　　1/4 茶匙粗盐

腰果恺撒酱　　　　　　　　　　　　　奶酪南瓜子脆饼

**制作腰果恺撒酱**

　　将鳀鱼、帕尔玛干酪碎、腰果仁、巴西坚果仁、蛋黄、柠檬汁、第戎芥末酱和大蒜粉放入搅拌机，搅打均匀。混合物可能没那么顺滑，没关系，让搅拌机低速运行，并且边搅打边非常缓慢地倒入橄榄油，直至混合物变顺滑。上述过程总共约需 1 分钟。之后，根据口味撒一些粗盐调味。腰果恺撒酱的黏稠度应该和蛋黄酱的差不多。可根据需要多次加水稀释，每次加 1 茶匙。

**制作奶酪南瓜子脆饼**

　　取一口大锅，倒入橄榄油，中火加热。加入面包屑和切碎的南瓜子仁，持续翻炒 4~5 分钟，直至面包屑变成金黄色。加入帕尔玛干酪碎、大蒜粉和粗盐，翻炒至干酪熔化并裹在面包屑上，这只需 15~20 秒。关火，出锅，放在一边冷却。

**制作沙拉**

　　把羽衣甘蓝的叶子撕下来，一片一片地堆叠在一起，然后将其卷起来，尽可能切细丝。将切好的羽衣甘蓝放在一个大碗中，撒粗盐。用双手按摩羽衣甘蓝约 10 秒钟，直至其略微出水。

　　加入腰果恺撒酱，放上掰碎的奶酪南瓜子脆饼，享用吧。

---

**每份的营养统计数据：** 549 千卡热量，16 克蛋白质，29 克碳水化合物，41 克脂肪（其中包含 7.5 克饱和脂肪），60 毫克胆固醇，1 克糖，5 克膳食纤维，690 毫克钠

**主要营养素：** 194% RDA 的维生素 A，106% RDA 的硒，28% RDA 的铁，21% RDA 的维生素 B$_{12}$，281% RDA 的维生素 C

# 考伯沙拉
...
## 4 人份

　　这道沙拉既营养丰富又味美可口。它里面有许多柑橘类水果和牛油果，还有三文鱼和鸡蛋，它们是优质蛋白质来源。不用纠结哪种食物更重要，它们对你的大脑都有益。

　　罗马生菜你可以整片吃（需要刀叉）；如果想方便点儿，你也可以把它切碎。野生三文鱼把这道考伯沙拉提升了一个档次。当然，你可以将其替换成其他海鲜，也可以替换成烤鸡肉或野生草虾，效果一样好。

**柑橘油醋汁**

1/3 杯葡萄柚汁（来自 1 个中等大小的　　　　2 汤匙第戎芥末酱
　　葡萄柚）　　　　　　　　　　　　　　2 汤匙葱花
1/4 杯橙汁（来自 1 个较大的橙子）　　　　1/2 茶匙粗盐，可根据需要调整用量
3 汤匙柠檬汁（来自 1 个较大的柠檬）　　　1/3 杯特级初榨橄榄油

**沙拉**

230 克罗马生菜，取菜叶　　　　　　　　　2 个煮熟的鸡蛋，去壳并切碎
适量粗盐　　　　　　　　　　　　　　　　230 克樱桃番茄，每个一切为四
适量现磨黑胡椒粉　　　　　　　　　　　　4 片野生三文鱼肉，煮熟
1 个较大的橙子，去皮并切薄片　　　　　　1/3 杯生腰果仁，切碎
1 个较大的葡萄柚，去皮并切薄片　　　　　1/3 杯切碎的新鲜欧芹叶
1 个较大的牛油果，去皮、去核并切块　　　柑橘油醋汁

**制作柑橘油醋汁**

　　取一个大碗，依次倒入葡萄柚汁、橙汁、柠檬汁，放入第戎芥末酱、葱花和粗盐，不断搅拌，边搅拌边缓慢倒入橄榄油，直至混合物乳化。如果需要，可以再加入适量粗盐调味。

**制作沙拉**

　　将罗马生菜叶放在一个较大的平盘或碗里，用粗盐和现磨黑胡椒粉调味。将

橙子、葡萄柚、牛油果、鸡蛋和樱桃番茄分开放在生菜叶上，以便每个人都可以吃到自己想吃的。之后，放上三文鱼片；最后，撒上切碎的腰果仁和欧芹叶。

蘸着柑橘油醋汁享用吧！

---

**每份的营养统计数据：**578 千卡热量，50 克蛋白质，27 克碳水化合物，30 克脂肪（其中包含 4.5 克饱和脂肪），203 毫克胆固醇，15 克糖，8 克膳食纤维，510 毫克钠

**主要营养素：**128% RDA 的维生素 C，120% RDA 的维生素 $B_6$，50% RDA 的叶酸，43% RDA 的维生素 A，40% RDA 的钾，513% RDA（2 566 毫克）的长链 ω-3 脂肪酸（DHA 和 EPA）

---

# 松子青酱

除了做沙拉和爆炒，还有其他吃蔬菜的方法，比如把它做成松子青酱。这里提供了一个制作松子青酱的万能配方，希望你找到自己最喜欢的味道。罗勒和松子是制作松子青酱的经典原料，但其实还有其他许多坚果和蔬菜供你选择。我在这里还提供了一个版本，它在经典松子青酱的基础上加了 1 杯羽衣甘蓝，并将松子换成了腰果和南瓜子，从而为人体提供更多的铁和镁。为了保证酱料新鲜，避免成品含有过量的盐和不健康的脂肪，你可以用无盐的生坚果和种子制作。当然，你也可以先烘烤坚果，待其冷却后用它们制作松子青酱来增加风味。烘烤时，先将坚果放入烤箱，然后将烤箱调至 180℃烘烤 7～10 分钟即可，中途取出翻面，确保将坚果烤至棕色。

松子青酱做好后需要冷冻保存。如果你需要一款超棒的奶油酱来搭配烤蔬菜和烤肉吃，将下面配方中的橄榄油换成 1/2 杯原味全脂酸奶或酸奶油即可。你也可以用 1/3 杯营养酵母或味噌替换帕尔玛干酪碎来制作素食版本的松子青酱。

# 有益大脑的沙拉

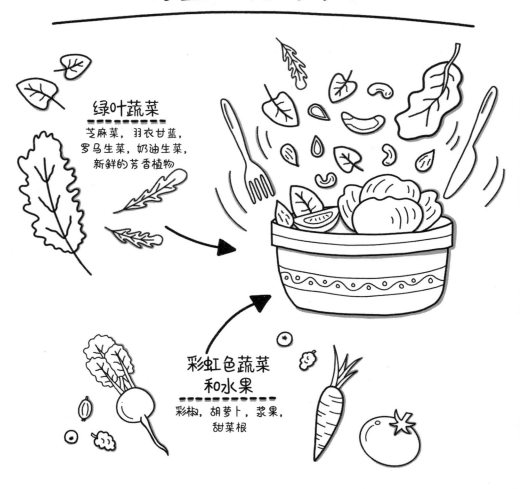

**绿叶蔬菜**
芝麻菜，羽衣甘蓝，
罗马生菜，奶油生菜，
新鲜的芳香植物

**彩虹色蔬菜
和水果**
彩椒，胡萝卜，浆果，
甜菜根

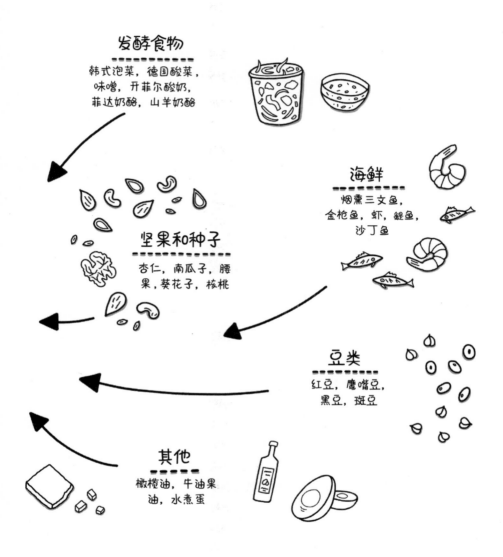

**发酵食物**
----------
韩式泡菜，德国酸菜，
味噌，开菲尔酸奶，
菲达奶酪，山羊奶酪

**海鲜**
----------
烟熏三文鱼，
金枪鱼，虾，鲲鱼，
沙丁鱼

**坚果和种子**
----------
杏仁，南瓜子，腰
果，葵花子，核桃

**豆类**
----------
红豆，鹰嘴豆，
黑豆，斑豆

**其他**
----------
橄榄油，牛油果
油，水煮蛋

# 松子青酱

原料

- 3 杯新鲜的绿叶蔬菜
- 1/2 杯帕尔玛干酪碎
- 1/4 杯特级初榨橄榄油
- 1/4 杯坚果仁
- 2 瓣大蒜
- 1~2 茶匙酸性调料
- 1/4 茶匙粗盐

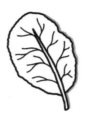

绿叶蔬菜

芝麻菜，羽衣甘蓝，
瑞士甜菜，蒲公英叶，
甜菜叶，菠菜，罗勒，
香菜，芹菜

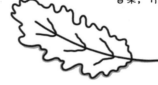

① 把所有原料放进搅拌机，搅打至混合物顺滑。

② 尝一下，可根据口味添加一些盐或酸性调料。

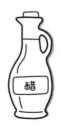

酸性调料

柠檬汁，青柠汁或
任何浅色的醋

## 油及其替代品
- - - - - - - - - - - - - - - - -
特级初榨橄榄油，牛油
果油，蛋黄酱，酸奶油，
希腊酸奶

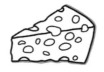

## 奶酪
- - - - - - - -
帕尔玛奶酪，罗马绵羊奶酪，切
达奶酪，高德奶酪，曼彻格奶酪。
（素食版：营养酵母，2汤匙味噌，
1/3 杯椰浆）

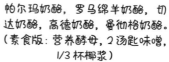

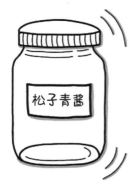

松子青酱

## 坚果和种子
- - - - - - - - - - - - -
腰果，核桃，杏仁，松子，花生，
南瓜子，芝麻，葵花子，夏威夷
果，美国山核桃，开心果

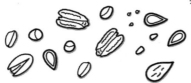

# 羽衣甘蓝罗勒松子青酱
...
**4 人份**

2 片较大的羽衣甘蓝叶（约 1 杯）

适量粗盐

2 杯新鲜的罗勒叶

1/2 杯帕尔玛干酪碎

1/4 杯特级初榨橄榄油

1/4 杯无盐生腰果仁（或者烤腰果仁）

1/4 杯无盐生南瓜子仁

2 个巴西坚果仁

2 瓣大蒜，去皮，捣成蒜蓉

1 个较大的柠檬，榨汁（约 3 汤匙，可以根据需要调整用量）

1/2 茶匙粗盐

1. 去掉羽衣甘蓝叶上的茎，切碎羽衣甘蓝叶，撒上盐。用手按摩，直至叶子变湿变软，这需要 15~20 秒。将羽衣甘蓝叶放入搅拌机。

2. 加入剩余原料并搅打至混合物顺滑。你可以中途停止搅打，手动刮下搅拌机侧壁上的混合物。最后，尝一下味道，看看是否需要加入更多的盐和柠檬汁。

> **每份的营养统计数据：** 153 千卡热量，6 克蛋白质，9 克碳水化合物，10.5 克脂肪（其中包含 3.1 克饱和脂肪），10 毫克胆固醇，1 克糖，2 克膳食纤维，473 毫克钠
>
> **主要营养素：** 36% RDA 的维生素 C，28% RDA 的维生素 A，13% RDA 的锌，7% RDA 的镁，149% RDA 的硒

# 松子青酱万能配方
...
**4 人份（约 2 杯）**

　　每当我自以为已经掌握了所有制作松子青酱的方法的时候，我就会听到一种新配方。下面这个配方就是我想都没有想过的：开心果搭配葵花子，或者香菜搭配莴苣。在你说服自己接受它的多样性的过程中，你已经明白了它

的价值所在——赐予我们无穷无尽的变化和味道。你可以使用这个配方找到自己喜欢的味道。

3 杯新鲜的罗勒等绿叶蔬菜

1/2 杯帕尔玛干酪碎

1/4 杯特级初榨橄榄油

1/4 杯无盐坚果仁（烘烤过的或生的）

2 瓣大蒜，去皮，捣成蒜蓉

1~2 茶匙酸性调料（柠檬汁、酸橙汁或浅色的醋），可根据需要调整用量

1/2 茶匙粗盐，可根据需要调整用量

　　将所有原料放入搅拌机，搅打至混合物顺滑，中途记得把搅拌机侧壁上的混合物刮下来。最后，尝一下味道，看是否需要加入更多的盐和酸性调料。

# 葡式翡翠汤
...
## 4 人份

　　这道经典又简单的汤治愈性极强，饱腹感也很强。在高汤中加入切碎的绿叶蔬菜是一个不错的方法，这既为高汤增添了绿叶蔬菜的风味，又让你吃到了更多的蔬菜。你也可以将羽衣甘蓝换成瑞士甜菜或菠菜。鹰嘴豆可以为你提供膳食纤维、蛋白质和铁。最好使用不含防腐剂的香肠，条件允许的话，确保制作香肠的原料是有机肉。没有手持式搅拌器？没关系。你可以用叉子把土豆、鹰嘴豆混合物压碎，并搅拌至混合物顺滑。

　　在用手持式搅拌器搅打之前一定要先将混合物冷却，以免炸开！

2 汤匙橄榄油

1 个中等大小的黄洋葱，去皮，切丁

6 瓣大蒜，去皮，切末

5 杯低钠鸡汤

230 克黄心土豆，去皮，切小块（边长2.5 厘米左右）

1 罐（约 450 克）鹰嘴豆，沥干

一片月桂叶

适量粗盐

1 捆（约 450 克）羽衣甘蓝，去除根茎，切细丝

1 个较大的柠檬，榨汁（约 3 汤匙）

350 克煮好的淡味意大利鸡肉肠，斜切       适量现磨黑胡椒粉
薄片（厚约 0.5 厘米）

1. 取一口大锅，倒入橄榄油，中大火加热。加入洋葱丁，翻炒 5~7 分钟，直至其变软。加入蒜末，再翻炒 1 分钟。

2. 加入鸡汤、土豆块、鹰嘴豆、月桂叶和 1/2 茶匙粗盐。转大火，煮沸后转中小火，盖上锅盖，煮 20 分钟或煮至土豆能被叉子压碎。

3. 取出月桂叶，使用手持式搅拌器将汤搅打至顺滑。

4. 转中火，加入羽衣甘蓝和鸡肉肠，继续煮 3~5 分钟，直至羽衣甘蓝变软但仍保持脆脆的口感。

5. 关火，加入柠檬汁搅拌均匀，用粗盐和现磨黑胡椒粉调味。

---

**每份的营养统计数据：** 436 千卡热量，27.5 克蛋白质，43 克碳水化合物，19 克脂肪（其中包含 4 克饱和脂肪），70 毫克胆固醇，3 克糖，9 克膳食纤维，827 毫克钠

**主要营养素：** 207% RDA 的维生素 C，126% RDA 的维生素 A，46% RDA 的维生素 $B_6$，50% RDA 的铁，20% RDA 的钾，11% RDA 的锌

# 香草鸡肉火腿卷配清炒蔬菜
...
### 4 人份

再见了，无聊的蔬菜！你好，鸡肉火腿卷（saltimbocca）！这道经典的意大利菜肴是不加面粉的，主要依靠熏火腿来提供浓郁的风味和酥脆的口感。有很多绿叶蔬菜供你选择，比如瑞士甜菜、羽衣甘蓝、菠菜和小白菜，它们都很好吃，做起来也很方便。每块鸡胸肉的大小和重量各不相同，如果需要，可以将两块较大的鸡胸肉纵向一切两半，分成 4 块。

5 瓣大蒜，去皮

1 个较大的柠檬

1/4 杯新鲜的欧芹叶，切碎

1/4 杯新鲜的罗勒叶，切碎

适量粗盐

2 汤匙特级初榨橄榄油，可根据需要调整用量

1/4 茶匙现磨黑胡椒粉

4 块（110 克）无皮无骨的鸡胸肉，轻轻敲打成 0.8 厘米厚的薄片

4 片（约 85 克）意大利熏火腿

2 小捆（约 550 克）瑞士甜菜，茎叶分开，茎切薄片，叶粗粗切碎

1. 用手持式刨丝器或盒式刨丝器上最小的孔，将 3 瓣大蒜和柠檬皮刨碎，放在碗中。加入欧芹叶、罗勒叶、1 茶匙粗盐、现磨黑胡椒粉和 1 汤匙橄榄油，搅拌均匀。

2. 将剩余的 2 瓣大蒜切末，将柠檬一切两半，备用。

3. 在鸡胸肉两面均匀涂抹步骤 1 中的混合物，在每块鸡胸肉光滑的一面放 1 片熏火腿，轻轻按压以使它们粘在一起。

4. 取一口大煎锅，加入剩余的 1 汤匙橄榄油，中火加热。将熏火腿的那面朝下放入鸡胸肉 - 熏火腿，煎 4~5 分钟，直至熏火腿变酥脆。翻面，煎至鸡肉熟透，大约需要 3 分钟。（可分批煎。）出锅，分别盛到 4 个盘子里。

5. 锅里放入蒜末和一半的瑞士甜菜（如果有需要，可以在放蒜末和蔬菜之前先加入一汤匙橄榄油）。不时翻炒，直至瑞士甜菜开始变软，这大约需要 2 分钟。加入剩余的瑞士甜菜，挤入柠檬汁，撒 1/4 茶匙粗盐。继续翻炒 2~3 分钟，直至所有瑞士甜菜变软。

6. 把做好的瑞士甜菜分别盛到各人的盘子里。

**每份的营养统计数据：** 308 千卡热量，47 克蛋白质，6 克碳水化合物，11.5 克脂肪（其中包含 1.5 克饱和脂肪），112 毫克胆固醇，1 克糖，2 克膳食纤维，880 毫克钠

**主要营养素：** 48% RDA 的维生素 C，43% RDA 的维生素 A，26% RDA 的镁，19% RDA 的钾，17% RDA 的铁

## ◎ 第 2 周：彩虹色蔬菜和水果

当我要求患者描述一下他们平常餐盘里各种食物的色彩时，他们给出的答案常常是：餐盘里满满都是单调的颜色——米色的食物。造物主为我们创造了一个色彩缤纷的世界，让我们可以享用色彩鲜艳的蔬菜和水果，其中每种都拥有能够促进人体健康的独特的植物营养素。这些彩虹色蔬菜和水果有时也被人们称为"大脑彩虹"，因为它们富含膳食纤维和植物营养素。紫色的蔬菜和水果，如茄子和蓝莓，富含花青素这一植物营养素，而花青素具有惊人的抗炎特性。橙色的蔬菜和水果，如胡萝卜和红薯，因含有类胡萝卜素而拥有和太阳一样的颜色，类胡萝卜素可以转化为能够促进大脑健康的维生素 A。从草莓到番茄，红色的蔬菜和水果之所以呈红色，是因为含有番茄红素，而番茄红素具有强大的抗氧化能力。有这么多色彩鲜艳的蔬菜和水果供你选择，你为什么一定要选择米色的呢？

和绿叶蔬菜一样，彩虹色蔬菜和水果也应该成为你饮食的重要组成部分，你的目标是每餐吃 1/2 杯或更多的彩虹色蔬菜和水果。

### 如何开始

回顾一下你在第 7 章中所做的食物评估。你知道哪些彩虹色蔬菜和水果是你日常饮食中常见的吗？你还能如何在饮食中添加更多的彩虹色蔬菜和水果呢？

吃绿叶蔬菜对一些人来说是个难题，他们不喜欢绿叶蔬菜的味道或口感，倾向于选择胡萝卜和西蓝花等蔬菜，这就是为什么在饮食中添加彩虹色蔬菜和水果的最佳方法之一，就是做一个我们称之为"构建彩虹"的练习。

想想彩虹的颜色：紫色、蓝色、绿色、黄色、橙色和红色。首先，在每种颜色后面列出你喜欢的相应颜色的蔬菜和水果。其次，思考一下，如何在蔬菜或水果沙拉中"架一道彩虹"？你能找到一种可以在一道菜里集齐 6 种颜色的蔬菜和 / 或水果的方法吗？我即将介绍的一道菜——彩虹泡菜花生酱炒饭怎么样？你的最终目标是找到在饮食中"架一道彩虹"的方法。如果你做不到一次吃 6 种颜色的蔬菜和 / 或水果，那么至少在做每道菜时尽量使用多种颜色的蔬菜和 / 或水果。

## 提示和技巧

确保你吃到彩虹色蔬菜和水果的一个方法是：有计划地买菜。下次买菜时，好好看一看，是不是有很多令人兴奋的、色彩鲜艳的蔬菜和水果供你选择？不要限制自己！为什么不尝试购买一些红薯呢？我在后文即将介绍一道菜——香脆烤红薯。或者试试红心萝卜或红菊苣？买一个新鲜的牛油果来尝试做一下松脆牛油果吐司怎么样？你的选择实在是太多了。

我建议你提前在冰箱里冷冻一些蔬菜，如洋葱、豌豆、辣椒和西蓝花，这样在饭点时你只需拿些出来简单处理一下就可以吃了。

## 挑战

在提及多吃彩虹色蔬菜和水果时，大多数人面临的最大的挑战是：如何把这些食物做得更好吃呢？

很多美国人都是吃糊状的罐装蔬菜或水煮蔬菜长大的，但你要知道，你不必一辈子都吃水煮豌豆。学习能够减少营养流失、增加风味的烹饪蔬菜的方法吧！这是一项既能让你吃得好，又能帮助你战胜抑郁症和 / 或焦虑症的技能。试一试把尽量多的颜色的蔬菜一起炒着吃，尝一尝以烤抱子甘蓝或花椰菜为配菜的美食。不要忘记，你还可以制作好吃的酱料来与这些蔬菜搭配食用。把吃彩虹色蔬菜和水果当成一种享受吧！不要让它变成一件苦差。

---

### 反思

在进入第 3 周之前，请思考以下问题。

1. 你完成本周的目标了吗？每餐都有吃 1/2 杯彩虹色蔬菜和水果吗？

2. 祝贺你取得成功！你用什么方法帮助自己实现了这一目标？你还有哪些策略可以用来帮助自己完成下周的目标？

3. 你有尝试照着食谱进行烹饪吗？你觉得自己需要锻炼哪些技能，以便更好地烹饪彩虹色蔬菜和水果呢？

4. 你怎么做才能更好地继续在你的饮食中添加彩虹色蔬菜和水果呢？

# 彩虹色蔬菜和水果

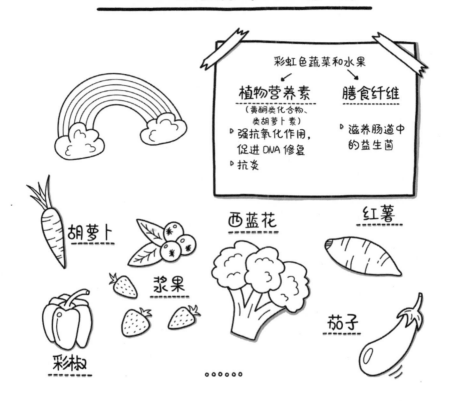

彩虹色蔬菜和水果

**植物营养素**
（黄酮类化合物、
类胡萝卜素）
▷ 强抗氧化作用，
  促进 DNA 修复
▷ 抗炎

**膳食纤维**

▷ 滋养肠道中
  的益生菌

胡萝卜

西蓝花

红薯

浆果

彩椒

茄子

# 松脆牛油果吐司

· · ·
## 2 人份

　　和意大利面一样，吐司也是许多处于焦虑和抑郁状态的人喜欢吃的食物。要想用给人以罪恶感的富含碳水化合物的吐司制作有益大脑的菜肴，可以将它与富含植物营养素和其他营养素的牛油果搭配。牛油果是一种彩虹色水果，也是单不饱和脂肪酸的绝佳来源。加一个水煮蛋或烟熏三文鱼（或两者都加！），一份简单的早餐就做好了。你可以提前烘烤一些种子，放在家里备用，也可以在超市直接购买一些贝果的配料 ①。

2 片较大的酸面包
2 汤匙基于橄榄油制作的蛋黄酱或软化
　的无盐黄油
1 茶匙芝麻
2 茶匙南瓜子仁
1/2 个墨西哥圣纳罗辣椒，切薄片（或
　少量干红辣椒面)

1 个牛油果，去皮，去核，切薄片
1 个较大的小萝卜，切薄片
2 汤匙芽菜或切碎的新鲜芳香植物
1/2 个较大的柠檬
2 茶匙葵花子仁
适量海盐

1. 在每片面包的两面均涂上蛋黄酱或黄油，撒上芝麻和南瓜子仁，并用手指或勺子把它们压在蛋黄酱里。

2. 取一口平底煎锅，中火加热，放入面包片，烤 3~5 分钟，直到面包片表面金黄。翻面，烤至另一面金黄。装盘。

3. 在每片面包上都放一些牛油果片、辣椒片（或干红辣椒面）、小萝卜片和芽菜（或芳香植物碎）。最后，挤一点儿柠檬汁，装饰一些葵花子仁，再撒一些海盐调味。

---

① 一般是种子。——译者注

> **每份的营养统计数据：** 408 千卡热量，9 克蛋白质，34 克碳水化合物，28 克脂肪（其中包含 3.5 克饱和脂肪），6 毫克胆固醇，3 克糖，8 克膳食纤维，416 毫克钠
>
> **主要营养素：** 41% RDA 的维生素 $B_1$，39% RDA 的叶酸，24% RDA 的维生素 $B_6$，24% RDA 的锌，23% RDA 的硒

# 香脆烤红薯
···
## 6 人份

抑郁症患者通常都很爱吃高碳水化合物食物。但要想治愈抑郁症和焦虑症，你要做的除了满足自己对碳水化合物的渴望，还有为你的大脑提供所需的营养。彩虹色蔬菜和水果往往含有更健康的缓释型碳水化合物以及特有的植物营养素，具有抗炎功效。使用了酥脆的红薯和种子、顺滑的酱汁、风味浓郁的菲达奶酪和芳香植物，这道菜味美可口。紫薯是我最爱的食物之一，它也有非常惊人的功效，下次你在菜市场看到它时也可以买来试一试！

4 个中等大小的红薯，直径最好不超过 6 厘米（约 1.5 千克）

1/2 杯橄榄油，可根据需要调整用量

适量粗盐

1/2 杯芝麻酱

2 汤匙现榨柠檬汁

2 汤匙温水，可根据需要调整用量

1 瓣大蒜，去皮，切末

1/4 杯切碎的芳香植物，如香菜、欧芹和罗勒

3 汤匙种子，如芝麻、南瓜子仁和葵花子仁

1/8 茶匙干红辣椒面

可选：

85~115 克菲达奶酪，切碎

1. 烤箱预热至 220℃。

2. 将红薯放在烤盘上，用叉子在其表面扎一些小孔，然后涂上一层橄榄油（约 1/4 杯），并撒一些粗盐。

3. 烤 45 分钟至 1 小时，或烤至红薯很容易就能被叉子戳穿。如果红薯的大小不同，一定要用以上方法检查每一个红薯，看它们是否全部熟透了。

4. 取一个中等大小的碗，放入芝麻酱、柠檬汁、温水、1/2 茶匙粗盐和蒜末，搅拌均匀。起初混合物比较稠，请持续搅拌！可以根据需要再少量多次加入温水，每次加 1 汤匙，直至混合物被舀起后能够顺滑滴落。

5. 将烤好的红薯冷却至少 20 分钟。将每个红薯纵向一切两半，然后用叉子将红薯瓤捣成泥，留下凹凸不平的凹槽，皮裂开一点儿也没关系。

6. 将剩余的 1/4 杯橄榄油倒入直径 30 厘米的煎锅（最好是铸铁煎锅），中火加热。放入红薯，切面朝下（如果锅小了，一次性放不下，可分批煎）。不要想着把所有红薯一股脑儿倒进锅里，耐心一点儿，一定要把每一个凹凸不平的切面都煎到。

7. 煎 3~4 分钟，直到切面变得酥脆和金黄。用锅铲把红薯轻轻翻面，把红薯皮也煎 1~2 分钟。

8. 把煎好的红薯盛到一个大盘子里。重复步骤 6 和步骤 7，直到煎完所有红薯。每煎一轮，你都要往锅里加橄榄油。

9. 在红薯上淋少许步骤 4 里调好的酱汁，撒上芳香植物碎、种子和干红辣椒面。最后，你还可以撒一层奶酪碎。

---

**每份的营养统计数据：** 550 千卡热量，12 克蛋白质，53 克碳水化合物，34.5 克脂肪（其中包含 7 克饱和脂肪），15 毫克胆固醇，16 克糖，9 克膳食纤维，241 毫克钠

**主要营养素：** 315% RDA 的维生素 A，64% RDA 的维生素 C，58% RDA 的维生素 $B_6$，54% RDA 的维生素 $B_1$，26% RDA 的钾

# 烤香菇菠菜谷物沙拉
...
**4 人份**

你如果需要吃大量植物性食物，可以做这道谷物沙拉或其他含有缓释型碳水化合物的菜肴。添加更多新鲜的芳香植物既可以提高饮食的营养密度，又很简便，还可以让菜肴更出彩。香菇含有丰富的膳食纤维和植物营养素。这里，我用煮意大利面的方法来煮谷物，不是把水和谷物的比例调至最佳后煮谷物饭，而是先把一锅水煮沸，然后像煮意大利面一样放入谷物，煮熟后将谷物捞出并沥干。用这种方法，你可以煮任何谷物，把握煮的时间就可以了！

这道菜非常适合提前制作，因为它可以在冰箱中冷藏 5 天。

450 克香菇，去蒂，切薄片
2 瓣大蒜，去皮，切末
5 汤匙特级初榨橄榄油
适量粗盐
适量现磨黑胡椒粉
1 杯半去皮的法罗小麦（semi-pearled farro）
1/2 杯藜麦

1 个较大的柠檬，榨汁（约 3 汤匙）
1 汤匙意大利香醋
2 杯新鲜的菠菜叶，切碎
1 杯切碎的新鲜罗勒叶
85 克烤南瓜子仁
可选：
适量帕尔玛干酪碎

1. 烤箱预热至 160℃，烤盘上铺一张烘焙纸。

2. 取一个碗，放入香菇和蒜末，加入 2 汤匙橄榄油、1/2 茶匙粗盐和大约 1/8 茶匙现磨黑胡椒粉，搅拌均匀。将香菇混合物倒在烘焙纸上，均匀铺一层，放入烤箱烤至香菇变软，这大约需要 30 分钟。其间，在烤了 20 分钟后翻面。

3. 烤香菇混合物的同时，烹饪法罗小麦和藜麦。把一大锅盐水煮沸，加入法罗小麦后煮 5 分钟。加入藜麦，再煮 10 ~ 12 分钟，直至法罗小麦和藜麦变软。

4. 尽可能沥去煮熟的法罗小麦和藜麦中的水分。要想使混合物快速冷却，可以把它们均匀地铺在烤盘上并放入冰箱冷藏。当然，你也可以把它们放在沥水篮中，让它们慢慢冷却。

5. 与此同时，取一个小碗，放入 3 汤匙橄榄油、柠檬汁、意大利香醋、少量粗盐和现磨黑胡椒粉，搅拌均匀，调出柠檬油醋汁。

6. 取一个大碗，放入香菇混合物、谷物混合物、柠檬油醋汁、菠菜叶碎、罗勒叶碎和一半的南瓜子仁，搅拌均匀，撒一些粗盐和现磨黑胡椒粉调味。

7. 撒上剩余的南瓜子仁。如果有需要，还可以撒一些奶酪碎。

---

**每份的营养统计数据：** 490 千卡热量，17 克蛋白质，48 克碳水化合物，29 克脂肪（其中包含 4.3 克饱和脂肪），4 克糖，8 克膳食纤维，100 毫克钠

**主要营养素：** 33% RDA 的维生素 $B_6$，25% RDA 的锌，23% RDA 的铁，18% RDA 的镁，16% RDA 的叶酸

---

# 彩虹泡菜花生酱炒饭
...
### 4 人份

　　用彩虹色蔬菜和水果来提高人们饮食的营养密度，是营养精神病学的基本功课。这个食谱将炒饭从不健康的外卖变成了超级健脑食物。对那些不爱吃蔬菜的人来说，这是一个很棒的食谱。除了彩椒、胡萝卜等彩虹色蔬菜和小白菜外，在这道炒饭里你还能吃到泡菜———种可以为你提供益生菌的传统发酵白菜。你也可以用其他各种各样的蔬菜来制作这道炒饭，比如用芹菜、芦笋等彩虹色蔬菜代替彩椒和胡萝卜，用菠菜和甜菜代替小白菜。在制作这道炒饭时，你可以使用大米之外的各种全谷物，如大麦和法罗小麦。需要的话，也可以在上面淋少量辣味花生酱后再食用。

1/3 杯低钠酱油

1/4 杯米醋

2 汤匙辣酱

2 汤匙无糖花生酱

3 汤匙水

2 茶匙蜂蜜

2 汤匙橄榄油

1 个较大的彩椒，去籽，切碎（共约 1¼ 杯）

1 个较大的胡萝卜，去皮，切碎（约 1 杯）

230 克小白菜，茎叶分开，叶粗粗切碎，茎细细切碎

1 个中等大小的黄洋葱，去皮，切碎

3 瓣大蒜，去皮，切末

1 片生姜，切末

3 杯糙米饭或者其他谷物饭（最好是隔夜的）

2 个较大的鸡蛋

1/2 杯泡菜，切碎

*1.* 取一个小碗，放入酱油、米醋、辣酱、花生酱、2 汤匙水和蜂蜜，搅拌均匀，备用。

*2.* 取一口直径 30 厘米的平底煎锅，倒入橄榄油，中火加热。加入彩椒、胡萝卜、小白菜的茎、洋葱和 1 汤匙水，用木勺不断翻炒，炒 4~5 分钟或炒至混合物几乎变软。加入蒜末和姜末，再炒 30 秒。

*3.* 加入糙米饭（或其他谷物饭）、小白菜的叶子和步骤 1 里调好的酱料，翻炒，直到小白菜的叶子变软、所有食物上都裹了一层酱料。

*4.* 用勺子把谷物饭混合物拨到一边，腾出地方，打入鸡蛋，用木勺迅速搅拌并翻炒。鸡蛋炒好后，把它们拌进谷物饭混合物里。

*5.* 最后加入泡菜，以保证益生菌的活性。立即开动吧！

**每份的营养统计数据：** 421 千卡热量，13 克蛋白质，60 克碳水化合物，108 毫克胆固醇，12 克糖，7 克膳食纤维，1 145 毫克钠，15.5 克脂肪（其中包含 3 克饱和脂肪）

**主要营养素：** 107% RDA 的维生素 C，56% RDA 的维生素 $B_6$，73% RDA 的维生素 A，37% RDA 的维生素 $B_1$，37% RDA 的镁

# 火鸡西葫芦千层面

...

**8 人份**

千层面是我们最喜欢的菜肴之一。我们通常将普通的面条换成西葫芦面条来提高饮食的营养密度。你可以提前腌制西葫芦，以防最后千层面水分过多，夹不起来。当然，你也可以跳过这一步，最后用勺子挖着吃。

900 克西葫芦

适量粗盐

1 汤匙橄榄油

1 个较小的黄洋葱，去皮，切丁（约 1 杯）

450 克火鸡肉，切碎

4 瓣大蒜，去皮，切末

2 罐（约 800 克）番茄丁

1 茶匙干牛至碎

1 茶匙干百里香碎

适量现磨黑胡椒粉

满满 2 杯新鲜的菠菜

450 克茅屋奶酪，沥干

110 克马苏里拉奶酪，切碎（约 1 杯）

110 克帕尔玛干酪，切碎（约 1 杯）

1 个鸡蛋

1/3 杯切碎的新鲜罗勒叶，再准备一些用来装饰

1. 西葫芦纵向一切两半，然后切细丝。撒一些粗盐并搓匀，然后把西葫芦面条铺在几张厨房纸上。待需要用的时候，擦去它们表面的水分。

2. 烤箱预热至 190℃。

3. 取一口能进烤箱的煎锅，锅中加入橄榄油，中大火加热。加入洋葱丁，翻炒 3~4 分钟，直至洋葱变得半透明。加入火鸡肉和蒜末，用铲子把肉揉散并炒至肉变色，需要 4~5 分钟。

4. 倒入番茄丁，加入牛至碎、百里香碎，撒 1/2 茶匙粗盐和 1/4 茶匙现磨黑胡椒粉调味。转中火，炖 10~15 分钟，其间频繁搅拌，直至混合物变稠、不再呈水状。分批加入菠菜。

5. 煮菠菜的同时，取一个大碗，放入茅屋奶酪、1/2 杯马苏里拉奶酪碎、1/2 杯帕尔玛干酪碎、罗勒叶碎和 1/8 茶匙现磨黑胡椒粉，打入鸡蛋，

搅拌均匀。

6. 从煎锅中舀出番茄混合物，留一点儿在锅里，均匀地在锅底薄薄地铺一层。上面铺一层西葫芦面条，尽可能铺满。

7. 舀1/3的茅屋奶酪混合物，铺一层；再舀1/4的番茄混合物，铺一层；之后，铺一层西葫芦面条。接着，一层茅屋奶酪混合物、一层番茄混合物、一层西葫芦面条，如此重复铺两轮。

8. 将剩下的番茄混合物铺在西葫芦面条上。

9. 将煎锅放入烤箱，不盖盖子，烤40分钟。取出，撒上剩下的1/2杯马苏里拉奶酪碎和1/2杯帕尔玛干酪碎，放入烤箱再烤3~4分钟，或烤至奶酪表面呈浅棕色。

10. 撒一些罗勒叶装饰。

**每份的营养统计数据：** 379千卡热量，28克蛋白质，21克碳水化合物，20克脂肪（其中包含8克饱和脂肪），96毫克胆固醇，10克糖，5克膳食纤维，781毫克钠

**主要营养素：** 67% RDA的维生素C，23% RDA的维生素 $B_6$，21% RDA的钾，20% RDA的硒，18% RDA的维生素 $B_{12}$

## ◎ 第3周：海鲜

　　毫无疑问，烹饪海鲜对许多人来说是一项挑战。对我而言就是如此！但你可以从海鲜里获得神奇的长链 ω-3 脂肪酸，如 EPA 和 DHA，所以你应该想办法在你的饮食中添加海鲜。长链 ω-3 脂肪酸是一类神奇的健脑物质，它们有助于促进人体内重要的神经生长因子（如 BDNF）的分泌，同时还有助于抑制身体和大脑的炎症。海鲜还富含铁、维生素 $B_{12}$、锌、硒等其他对大脑有益的营养素。如果你想通过饮食获得更多的营养，那么吃一条新鲜的海鱼或一碗贻贝就够了。

　　作为一个从小就没有吃过炸鱼柳（主要原料为冷冻的鱼条）之外的海鲜类菜肴的人，我理解为什么每周吃 2～4 份海鲜会让人望而生畏。不过，你一旦找到了将海鲜加入每周饮食的方法，很快就会打消顾虑。一碗贻贝配意大利面或者一道土豆煎饼配烟熏三文鱼和酸奶油，又好吃，饱腹感还十分强。

### 如何开始

　　回顾一下你在第 7 章中所做的食物评估。在吃海鲜这件事上，你做得怎么样？你觉得吃海鲜对你来说有难度吗？你会烹饪海鲜吗？也许你可以先在你最喜欢的餐厅点一些海鲜类菜肴，或者在你最喜欢的彩虹色沙拉中加一些虾。开始吃海鲜的最简单的方法是，每周偶尔将鸡肉或牛肉换成某种海鲜。

## 提示和技巧

最好买新鲜的海鲜，并且当天或第二天就吃掉。冷冻的海鱼也是一个很好的选择，而且比新鲜的海鱼更便宜。但是，相比新鲜的海鱼，冷冻的海鱼吃起来或闻起来鱼腥味较大。你可以前一晚把海鱼从冰箱冷冻室里取出，放在冷藏室里解冻。如果你家附近有海鲜市场，让卖家给你推荐一些新鲜的又合你口味的海鲜。

记住，有各种各样的方式可以让你享用海鲜。你不必非得像自己的祖母那样吃水煮白身鱼，你可以尝试可口的鱼肉塔可或鲣鱼昆布荞麦面。鲣鱼昆布高汤是日本传统料理中使用的一种用鲣鱼制作的可口的高汤。你一旦开始尝试就会发现，在每周饮食中加入海鲜这类健脑食物，比你想象的容易得多。

## 挑战

许多人还是担心吃海鲜会摄入汞和微塑料。虽然这样的担心有一定的道理，但如果你选择沙丁鱼和鲲鱼这些体形较小的海鱼，摄入汞和微塑料等污染物的风险要小得多。贻贝、蛤蜊和牡蛎也是绝佳选择，它们很容易烹饪，你怎么做都不会出错。有数百种烹饪海鲜的方法，从传统的香柠腌海鲜到简单的烤鱼排，你可以花点儿时间找到最适合自己的烹饪方法。

在进入第 4 周之前，请思考以下问题。

1. 你完成本周的目标了吗？吃了 2～4 份海鲜吗？

2. 祝贺你取得成功！你用什么方法帮助自己实现了这一目标？你还有哪些策略可以用来帮助自己完成下周的目标？

3. 你有尝试照着食谱进行烹饪吗？你觉得自己需要锻炼哪些技能，以便更好地烹饪海鲜呢？

4. 你怎样才能更好地继续在你的饮食中添加海鲜呢？

# 海鲜

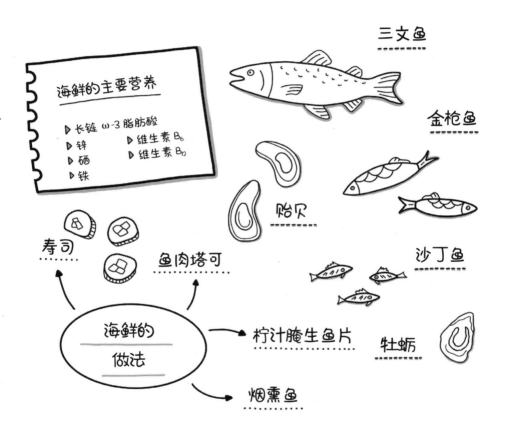

三文鱼

海鲜的主要营养

▷ 长链 ω-3 脂肪酸
▷ 锌        ▷ 维生素 B$_6$
▷ 硒        ▷ 维生素 B$_{12}$
▷ 铁

金枪鱼

贻贝

沙丁鱼

寿司

鱼肉塔可

牡蛎

海鲜的
做法

柠汁腌生鱼片

烟熏鱼

# 土豆煎饼配烟熏三文鱼和酸奶油

...

## 4 人份

烟熏鱼（包括烟熏三文鱼）是一类传统菜肴，现在人们通常将它们与贝果搭配食用。吃烟熏三文鱼是一种最简单的提高饮食中长链 ω-3 脂肪酸水平的方法，你可以购买野生的三文鱼来自制，自制的烟熏三文鱼不含色素。另外，土豆是钾和叶酸的良好来源，将土豆和鱼类一起烹饪也是极佳的选择。这道菜很适合用来作为早餐或开胃菜。

2 汤匙亚麻籽粉

5 汤匙水

700 克黄心土豆，去皮

2 汤匙通用面粉

2 汤匙新鲜的葱花，再多准备一些用来
    装饰

2 茶匙切碎的新鲜百里香叶

1/2 茶匙粗盐

1/4 茶匙现磨黑胡椒粉

8 茶匙橄榄油

8 片烟熏三文鱼肉

4 汤匙酸奶油

1. 取一个大碗，放入亚麻籽粉和水，搅拌均匀。静置至少 5 分钟以使混合物变稠。

2. 用刨丝器刨土豆丝。用厨房纱布裹住土豆丝，尽可能挤出土豆丝里的水分。

3. 在步骤 1 的碗中依次放土豆丝、面粉、葱花、百里香叶碎、粗盐和现磨黑胡椒粉，搅拌均匀。

4. 取一口直径 25 厘米的煎锅，中火加热，加入 2 茶匙橄榄油。舀 1/4 的土豆丝面糊放入煎锅，用勺子压成直径约 20 厘米的饼，每面煎 5~6 分钟，直到土豆煎饼两面金黄。重复上述步骤，直到煎完所有的土豆煎饼（大约能煎 4 个）。记住，每次煎之前都要加橄榄油。

5. 把 4 个土豆煎饼分别装在 4 个盘子里，每个煎饼上都放 2 片烟熏三文鱼肉，淋 1 汤匙酸奶油。最后，撒一点儿葱花装饰。

**每份的营养统计数据：** 328 千卡热量，10 克蛋白质，35 克碳水化合物，17 克脂肪（其中包含 5 克饱和脂肪），27 毫克胆固醇，2 克糖，5 克膳食纤维，407 毫克钠

**主要营养素：** 77% RDA 的维生素 $B_6$，53% RDA 的维生素 C，42% RDA 的维生素 $B_{12}$，30% RDA 的钾，30% RDA 的长链 ω-3 脂肪酸（DHA 和 EPA）

# 莳萝野生三文鱼汉堡包

...
**4 个**

三文鱼也可以用来做汉堡包，它富含长链 ω-3 脂肪酸、维生素 $B_{12}$ 和蛋白质，对我们大脑健康和情绪的改善都有好处。你可以使用野生三文鱼罐头，既方便，又不用担心买不到新鲜的三文鱼，还很实惠。用三文鱼汉堡包替代牛肉汉堡包是一个不错的选择，三文鱼对缓解抑郁症和焦虑症有益。在制作汉堡包时加入一些植物性食物，如莳萝、香菜、香葱、姜和大蒜，能为大脑提供更多有益的营养。做好的汉堡包可以在冰箱里保存数天。

4 个汉堡面包
2 个较大的鸡蛋
3 罐（约 140 克）野生三文鱼，沥干
1/2 杯细磨杏仁粉
1 个有机柠檬，外皮刮下并切碎，果肉榨汁
1/4 杯 +2 汤匙细细切碎的新鲜莳萝
2 汤匙新鲜的葱花

适量粗盐
适量现磨黑胡椒粉
1/4 茶匙大蒜粉
1/3 杯全脂原味希腊酸奶
2 汤匙特级初榨橄榄油
适量番茄片
适量生菜叶
适量紫洋葱，去皮，切细丝

*1.* 在一个大碗里打入鸡蛋，倒入三文鱼，用叉子把三文鱼捣至没有大块。

*2.* 加入杏仁粉、柠檬皮、1/4 杯莳萝碎、葱花、1/2 茶匙粗盐、1/8 茶匙现磨黑胡椒粉和大蒜粉，搅拌均匀。将混合物等分成 4 份，分别捏成厚约 1 厘米的饼。如果你不打算立即做，可以先将捏好的三文鱼饼放入冰箱冷

藏室。

3. 另取一个碗，加入酸奶、柠檬汁、2 汤匙莳萝碎、1 汤匙橄榄油、1/4 茶匙粗盐和少许现磨黑胡椒粉，搅拌均匀，调出莳萝酱。

4. 中火加热平底锅，淋 1 汤匙橄榄油，放入三文鱼饼，煎至饼两面金黄（每面大约煎 4 分钟）。

5. 将汉堡面包一切两半，在底部的面包上依次涂一层莳萝酱、放一个三文鱼饼、涂一层莳萝酱，然后放一些番茄片、生菜叶和洋葱丝，盖上另一片面包即可。一次做出 4 个汉堡包。

---

**每个的营养统计数据：** 354 千卡热量，30 克蛋白质，5 克碳水化合物，24 克脂肪（其中包含 4.5 克饱和脂肪），180 毫克胆固醇，1 克糖，2 克膳食纤维，446 毫克钠

**主要营养素：** 367% RDA 的硒，340% RDA（1 707 毫克）的长链 ω-3 脂肪酸（DHA 和 EPA），122% RDA 的维生素 $B_{12}$，112% RDA 的维生素 $B_6$，59% RDA 的维生素 A

---

# 牛油果野生三文鱼汉堡包
...
**4 个**

"真好吃！"这是大家对这款汉堡包的一致评价。你也可以直接用三文鱼饼搭配卷心菜沙拉和芥末蛋黄酱吃，或者搭配炒蔬菜和糙米饭吃。

4 个汉堡面包

2 个较大的鸡蛋

3 罐野生三文鱼，沥干

1/2 杯面包屑

2 汤匙细细切碎的新鲜香菜

2 根葱，切碎

1 片生姜，切末

3 瓣大蒜，去皮，切末

1 个较大的青柠，榨汁（约 3 汤匙）

2 汤匙低钠酱油

1 汤匙特级初榨橄榄油

适量蛋黄酱

1 个牛油果，去皮，去核，切薄片

适量生菜叶

*1.* 在一个大碗里打入鸡蛋，倒入三文鱼，用叉子把三文鱼捣至没有大块。

*2.* 加入面包屑、香菜、葱花、姜末、蒜末、青柠汁和酱油，搅拌均匀。将混合物等分成 4 份，分别捏成厚约 1 厘米的饼。如果你不打算立即做，可以先将捏好的三文鱼饼放入冰箱冷藏室。

*3.* 中火加热平底锅，加入橄榄油，放入三文鱼饼，煎至饼两面金黄（每面大约煎 4 分钟）。

*4.* 将汉堡面包一切两半，在底部的面包上涂一层蛋黄酱，然后放一个三文鱼饼以及适量的牛油果片和生菜叶，盖上另一片面包即可。一次做出 4 个汉堡包。

---

**每个的营养统计数据：** 235 千卡热量，28 克蛋白质，10 克碳水化合物，8 克脂肪（其中包含 1.5 克饱和脂肪），174 毫克胆固醇，1 克糖，1 克膳食纤维，298 毫克钠

**主要营养素：** 367% RDA 的硒，340% RDA（1 707 毫克）的长链 ω-3 脂肪酸（DHA 和 EPA），122% RDA 的维生素 $B_{12}$，112% RDA 的维生素 $B_6$，59% RDA 的维生素 A

# 酸汁腌虾
• • •
**4 人份**

如果你担心自己难以把海鲜煮得恰到好处，那么这道菜非常适合你。柠汁腌生鱼片（ceviche）是南美洲的一道传统菜肴，传统的做法是用青柠汁来"烹"鱼，但世界各地的沿海地区有不同版本的做法。如果烹饪鱼对你来说很困难，又或者你在饭店吃过柠汁腌生鱼片，但从未自己在家里做过，那么本周就把这道菜列入你的饮食计划吧。你也可以用煮熟的虾来制作这道菜。这道菜非常受孩子欢迎，且做法简单。

3/4 杯现榨青柠汁

1/4 杯葡萄柚汁

450 克野生虾，去头，去壳，去虾线

1 片生姜，切末

1 个较大的芒果，去皮，去核，切块

1 个较小的红色彩椒，去籽，切丁

1/2 个墨西哥辣椒，去籽，切薄圈

1/2 个较小的紫洋葱，去皮，切碎

1/2 杯细细切碎的新鲜香菜

适量粗盐

1 个较大的牛油果，去皮，去核，切丁

1 汤匙特级初榨橄榄油

可选：

适量奶油生菜叶和 / 或墨西哥玉米脆片

1. 青柠汁和葡萄柚汁混合后等分成两份，分别装在两个大碗里。

2. 虾肉切丁，放在其中一个碗里，搅拌均匀，放入冰箱腌 20 分钟。如果腌制时间太长，虾肉会变硬。

3. 在另一个碗里加入姜末、芒果、彩椒、墨西哥辣椒、洋葱、香菜和 1/2 茶匙粗盐，搅拌均匀。

4. 虾肉冷藏了 20 分钟后，将其连同汤汁一并倒进另一个碗里，搅拌均匀，撒一些粗盐调味。

5. 放上牛油果丁，淋上橄榄油，再撒一些粗盐给牛油果调味。可以搭配奶油生菜叶和 / 或墨西哥玉米脆片食用。

**每份的营养统计数据：** 244 千卡热量，17 克蛋白质，24 克碳水化合物，10.5 克脂肪（其中包含 1.5 克饱和脂肪），143 毫克胆固醇，14 克糖，348 毫克钠，5 克膳食纤维

**主要营养素：** 108% RDA 的维生素 C，63% RDA 的维生素 $B_{12}$，38% RDA 的维生素 $B_6$，62% RDA 的硒，34% RDA 的长链 $\omega$−3 脂肪酸（DHA 和 EPA）

# 鱼肉塔可配牛油果酱

...
**4 人份**

美国人通常用海鲜、蔬菜搭配豆类食用。有了这个食谱，你可以将更多的海鲜纳入自己的饮食。因为塔可是你自制的，食材及用量完全由你决定。鱼肉塔克的传统吃法是搭配卷心菜，我对此进行了改良，配菜用的是牛油果、芝麻菜、玉米、香菜和番茄，为你带来一款呈现梦幻色彩的菜肴——彩虹色的塔可。你也可以用辣椒、泡菜和小萝卜当配菜。

1 杯苏打水

1/2 杯木薯粉

2 汤匙木薯淀粉或玉米淀粉

适量粗盐

1 茶匙烟熏辣椒粉

1 茶匙洋葱粉

适量大蒜粉

1/4 杯中性食油，如牛油果油，葡萄籽
    油或精炼椰子油

680 克去皮鳕鱼，切块

1 个较大的牛油果，去皮，去核

1/3 杯原味希腊酸奶或原味酸奶油

1 个青柠，榨汁（约 2 汤匙）

8 张玉米薄饼

1½ 杯芝麻菜

2 个煮熟的玉米，剥下玉米粒

1 个较大的罗马番茄，切丁

1/2 个较小的黄洋葱，去皮，切丁

1/2 杯切碎的新鲜香菜

*1.* 取一个大碗，依次倒入苏打水、木薯粉、淀粉、1½ 茶匙粗盐、辣椒粉、洋葱粉和 1/2 茶匙大蒜粉，搅拌至面糊顺滑。面糊应比重奶油厚重。

*2.* 将大约 1/3 的鱼块倒进面糊里，轻轻搅拌，让鱼块表面裹上面糊。取一口大煎锅，中火加热，倒入食油。如果往锅里滴一滴水后立刻发出咝咝声，你就可以开始煎了。

*3.* 夹起鱼块，待表面多余的面糊滴落后放入煎锅，一次性不要放太多鱼块。每面煎 2~3 分钟或煎至表面金黄，然后将其夹到铺有烘焙纸的盘子里，表面撒一点儿粗盐。如此煎完所有鱼块。

*4.* 取一个碗，依次放入牛油果、酸奶（或酸奶油）、青柠汁、1/4 茶匙粗盐

和 1/8 茶匙大蒜粉。先将牛油果肉捣成泥（有一点儿颗粒也没关系），然后搅拌至混合物顺滑。牛油果酱做好了。

5. 加热玉米薄饼。可以把它们直接放在明火（中小火）上方烤 20 秒左右，也可以用湿纸巾将玉米薄饼整个裹住，放入微波炉加热 25 秒。

6. 在玉米薄饼中间依次放适量芝麻菜、炸鱼块、牛油果酱、玉米粒、番茄丁、洋葱丁和香菜碎，从中间对折，享用吧！

---

**每份的营养统计数据：** 575 千卡热量，36 克蛋白质，53 克碳水化合物，25.5 克脂肪（其中包含 5 克饱和脂肪），83 毫克胆固醇，5 克糖，8 克膳食纤维，974 毫克钠

**主要营养素：** 105% RDA 的硒，77% RDA 的维生素 $B_6$，66% RDA 的长链 $\omega$-3 脂肪酸（DHA 和 EPA），63% RDA 的维生素 $B_{12}$，46% RDA 的钾

# 鲣鱼昆布荞麦面配水煮蛋
...
## 4 人份

鲣鱼昆布高汤是一道很棒的传统日式汤，由昆布和鲣鱼片熬制而成。这款高汤可以用来与不同的蔬菜、水果、发酵食物和海鲜搭配，有了它，你很容易就能烹饪出一道可口的菜肴。我在这道菜里使用了鸡蛋，鸡蛋是一种超级食物，可以为你提供胆碱和优质蛋白质。面条出锅后，放上新鲜爽脆的蔬菜或者拌入适量煮熟的菠菜和白菜，你还可以煮一些西葫芦面条放进去。我在这里提供的煮鸡蛋的方法很便捷，但如果你对蛋黄的凝固程度有要求，按照你自己的喜好来吧。

8 杯水

2 块方形昆布（边长 10 厘米）

3 汤匙鲣鱼片

3 汤匙低钠酱油

2 汤匙芝麻油

2 汤匙米醋

2 茶匙是拉差辣酱或其他辣酱

230 克干荞麦面条

4 个较大的鸡蛋

1 杯切碎的胡萝卜

1/2 杯葱花

1/2 杯小萝卜片

2 茶匙芝麻

*1.* 取一口大炖锅，倒入水，放入昆布和鲣鱼片，大火煮沸。关火，静置20~30 分钟。

*2.* 过滤鱼汤。可以用细密的滤网将鱼汤过滤到一个大碗里，洗净炖锅，然后把汤倒回锅里。

*3.* 大火加热，将汤煮沸。然后加入酱油、芝麻油、醋和辣酱，转中小火。

*4.* 下入面条，煮 1 分钟。把面条拨到炖锅的一边，在炖锅的另一边打入鸡蛋（你也可以先把鸡蛋一个个地打到碗里，然后轻轻倒进锅里）。盖上锅盖，煮 4~5 分钟，直至蛋清凝固但蛋黄仍然呈流动状。

*5.* 出锅，撒上胡萝卜碎、葱花、小萝卜片和芝麻。享用吧！

---

**每份的营养统计数据：** 371 千卡热量，15 克蛋白质，52 克碳水化合物，12 克脂肪（其中包含 2 克饱和脂肪），175 毫克胆固醇，6 克糖，2 克膳食纤维，423 毫克钠

**主要营养素：** 63% RDA 的维生素 $B_{12}$，45% RDA 的维生素 $B_1$，40% RDA 的维生素 A，28% RDA 的胆碱，22% RDA 的叶酸

# 清炒蛤蜊配香草柠檬酱
···
**4 人份**

蛤蜊是一种超级食物，维生素 $B_{12}$ 的含量极高。蛤蜊还是一种健脑食物。多年来，很多患者在吃了蛤蜊后都称感觉很好。可能是其中的矿物质起了作用，也可能是其中的 B 族维生素起了作用。总之，大脑似乎能识别蛤蜊。

2 汤匙特级初榨橄榄油

1 个红葱头，去皮，切碎

4 瓣大蒜，去皮，切薄片

2 汤匙切碎的新鲜罗勒

2 汤匙切碎的新鲜欧芹

2 汤匙葱花

2 300 克蛤蜊，最好是小帘蛤

2 汤匙无盐黄油

1 个较大的柠檬，外皮刮下，果肉榨汁
（约 3 汤匙）

1/4 茶匙干红辣椒面

适量粗盐

*1.* 取一口大荷兰锅<sup>①</sup> 或其他宽口锅，中火加热，加入橄榄油。加入红葱头碎和蒜片，翻炒 3 ~ 4 分钟。

*2.* 加入洗净的蛤蜊，翻炒片刻后盖上锅盖。煮 6 ~ 10 分钟，或煮至大部分蛤蜊壳张开。将开口的蛤蜊盛到盘子里，没有开口的蛤蜊丢弃。

*3.* 保持中火，在满是蛤蜊汁的锅里加入黄油、柠檬皮、柠檬汁、罗勒碎、欧芹碎、葱花和干红辣椒面，搅拌约 1 分钟。撒适量粗盐调味。

*4.* 将酱汁浇在蛤蜊上即可。

---

**每份的营养统计数据：** 335 千卡热量，37 克蛋白质，11 克碳水化合物，15 克脂肪（其中包含 4.5 克饱和脂肪），90 毫克胆固醇，1 克糖，568 毫克钠

**主要营养素：** 1 750% RDA 的维生素 $B_{12}$，72% RDA 的维生素 A，40% RDA（200 毫克）的长链 $\omega$-3 脂肪酸（DHA 和 EPA），66% RDA 的铁，38% RDA 的硒

---

① 一种铸铁煮锅或搪瓷煮锅。——译者注

## ◎ 第4周：坚果、种子和豆类

坚果、种子和豆类都是健脑食物，但它们在很多人的日常饮食中并不常见。这太可惜了！它们不仅能为你提供膳食纤维，还能提供重要的植物营养素和植物蛋白。此外，它们还有一个优点——便于添加到不同的菜肴中。你可以用一把杏仁代替你下午吃的含糖或盐焗的零食，这不仅能让你解馋，还能改善你的大脑功能。在制作喜欢的沙拉或汤时撒一把豆子或南瓜子仁，在制作思慕雪时加点儿生的核桃仁或腰果仁，你就能获得意想不到的顺滑口感以及额外的植物蛋白。你可以通过添加坚果、种子和豆类来提高饮食的营养密度。

当你开始考虑如何在菜肴中添加坚果、种子和豆类时，你的脑海中可能已经浮现出了一些自己喜欢的菜肴。谁不喜欢在寒冷的冬日里喝一碗热腾腾的、滋补的扁豆汤呢？用新鲜的蔬菜或全麦饼干与可口的鹰嘴豆泥搭配食用是个不错的选择吧？和添加绿叶蔬菜一样，在你最喜欢的菜肴里添加坚果、种子和豆类也很容易。你可以思考一下如何在你的一日三餐中添加少量坚果、种子和/或豆类，你也可以把它们当作零食食用。

### 如何开始

回顾一下你在第7章中所做的食物评估。你是不是没有吃足量的坚果、种子和豆类？如果答案是肯定的，不要太内疚，很多人和你一样。但正如上文所述，用它们取代市面上的一些受欢迎的零食很容易，将它们添加到你最喜欢的菜肴里也很容易。此外，你还可以既吃它们又满足自己对甜食的渴望，后面即将介绍的荞麦可可豆煎饼配树莓果酱或软心巧克力球都甜味适中。

## 提示和技巧

你可能已经在你喜欢的某道菜肴中添加了一种豆子，但不要局限于这一种豆子。试一试不同种类的豆子吧！仅仅是使用不同种类的豆子，你就可以制作一道彩虹色菜肴。

坚果、种子都是不错的零食。你可以准备一些生的坚果和种子，作为下午茶零食，或在感到饥饿时吃。你也可以轻而易举地把它们添加到沙拉、汤等菜肴中。

## 挑战

很多人觉得坚果的脂肪和热量含量太高。记住，一次吃一点儿就够了。吃生腰果仁、杏仁或核桃仁是你每天保持精力充沛的最佳方式，你也不会因此摄入过量的脂肪和钠。

**反思**

在进入第5周之前，请思考以下问题。

1. 你完成本周的目标了吗？你每餐都吃了坚果、种子和/或豆类吗？

2. 祝贺你取得成功！你用什么方法帮助自己实现了这一目标？你还有哪些策略可以用来帮助自己完成下周的目标？

3. 你有尝试照着食谱进行烹饪吗？你觉得自己需要锻炼哪些技能，以便更好地烹饪坚果、种子和豆类呢？

4. 你怎样才能更好地继续在自己的饮食中添加坚果、种子和豆类呢？

# 坚果、种子和豆类

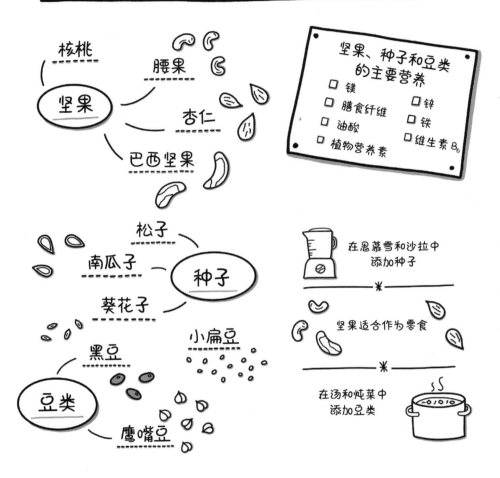

核桃

腰果

**坚果**

杏仁

巴西坚果

坚果、种子和豆类
的主要营养
- 镁
- 膳食纤维
- 油酸
- 植物营养素
- 锌
- 铁
- 维生素 $B_6$

松子

南瓜子

**种子**

葵花子

黑豆

小扁豆

**豆类**

鹰嘴豆

在思慕雪和沙拉中
添加种子

坚果适合作为零食

在汤和炖菜中
添加豆类

# 荞麦可可豆煎饼配树莓果酱
...
**12 个**

　　煎饼是一种非常棒的食物。这款煎饼有助于人保持精力充沛、改善情绪。它还含有丰富的膳食纤维和镁，对你的肠道菌群和心理健康都有益。有了可可豆，这款煎饼能为你提供黑巧克力所具备的所有益处。此外，我们没有额外添加糖，而是用香蕉来增加甜味，以及钾元素。荞麦粉不含麸质，镁含量是白面粉的 10 倍。如果你是纯素食者，可以用一个"亚麻籽蛋"（flax egg）来代替鸡蛋。"亚麻籽蛋"的制作方法十分简单，将 1 汤匙亚麻籽粉和 2.5 汤匙水混合均匀后静置 5 分钟即可。

**树莓果酱**

230 克新鲜或冷冻的树莓
1 汤匙柠檬汁
1 汤匙枫糖浆

1/4 茶匙纯香草精
2 茶匙奇亚籽

**荞麦可可豆煎饼**

1 根成熟的香蕉
1 杯全脂牛奶
1 汤匙新鲜的柠檬汁
适量枫糖浆
适量牛油果油或椰子油
1 个较大的鸡蛋，打散

1 茶匙纯香草精
1 杯荞麦粉
1 茶匙干酵母
1/2 茶匙粗盐
1/2 杯可可豆
适量草饲动物黄油

1. 制作树莓果酱。取一口小炖锅，依次加入树莓、柠檬汁、枫糖浆和香草精，中火加热至混合物沸腾，其间不停搅拌。转中小火，继续搅拌，并用叉子将树莓捣碎。当混合物炖得只剩一半且变黏稠的时候，拌入奇亚籽。关火，静置使其冷却。

2. 香蕉去皮，放在一个中等大小的碗里，然后用叉子捣碎。倒入牛奶和柠檬汁，静置至少 10 分钟。（将牛奶和柠檬汁混合后静置 10 分钟，得到的就是脱脂乳。当然，你也可以将原料表中的全脂牛奶和柠檬汁替换成一杯脱脂乳。）

3. 拌入 1 汤匙枫糖浆、1 汤匙牛油果油（或椰子油）、蛋液和香草精。

4. 取一个大碗，放入荞麦粉、干酵母和粗盐，搅拌均匀。

5. 将香蕉混合物（湿料）拌入荞麦粉混合物（干料）中，静置至少 5 分钟，面糊就做好了。注意，不要过度搅拌，否则做出来的煎饼会很硬！

6. 中火加热平底锅，加入 1 汤匙牛油果油（或椰子油），转动平底锅使油均匀覆盖锅内表面。

7. 舀一勺面糊倒进平底锅，转动平底锅使面糊均匀覆盖锅内表面，撒少许可可豆。煎 3~4 分钟，面糊表面出现气泡的时候翻面。煎 1~2 分钟，直至另一面变成金黄色。重复此步骤，直到用完所有的面糊。

8. 在煎饼上涂抹树莓果酱和黄油、淋一点儿枫糖浆就可以享用啦！

---

**每份（3 个煎饼）的营养统计数据：** 350 千卡热量，8 克蛋白质，41 克碳水化合物，16.5 克脂肪（其中包含 8 克饱和脂肪），51 毫克胆固醇，10 克糖，11 克膳食纤维，286 毫克钠

**主要营养素：** 34% RDA 的镁，21% RDA 的维生素 B$_{12}$，8% RDA 的胆碱，8% RDA 的维生素 A，6% RDA 的铁，6% RDA 的维生素 C

---

# 椰味小扁豆汤
...
## 4 人份

小扁豆是一种有助于缓解抑郁症和焦虑症的重要食物，因为它富含叶酸、膳食纤维和植物蛋白。将它和其他对大脑有益的食物，比如这道菜里使用的菠菜组合，能提高饮食的营养密度。生姜和姜黄是密切相关的两种植物，它们均含有一系列独特的抗炎植物营养素，比如姜黄素。小扁豆汤每周都会出现在我们的餐桌上，通常我会把这个食谱里的肉汤换成蔬菜汤甚至水。

1 汤匙椰子油

1 个较大的红色彩椒，去籽，切丁

1 个中等大小的黄洋葱，去皮，切丁

1 杯干红小扁豆

4 瓣大蒜，去皮，切末

1 片生姜，切末

1/2 茶匙姜黄粉

3 杯（100~110 克）新鲜菠菜，切碎

1/3 杯细细切碎的新鲜罗勒叶，可以多
备一些用于装饰

1/2 茶匙辣椒粉

1/4 茶匙干红辣椒面

3 杯鸡汤或骨头汤

1 罐（约 410 克）番茄丁

1 罐（约 380 克）无糖椰浆

适量粗盐

1 个较大的柠檬，榨汁（约 3 汤匙）

可选：

适量原味酸奶

*1.* 取一口较大的厚底锅，中大火加热，倒入椰子油。加入彩椒和洋葱，翻炒
3~4 分钟，直到蔬菜变软。加入小扁豆、蒜末、姜末、姜黄粉、辣椒粉
和辣椒面，翻炒 1 分钟。

*2.* 依次加入高汤、番茄丁、椰浆和 1 茶匙粗盐。大火煮沸，然后转中小火煮
20~25 分钟，直至小扁豆变软。

*3.* 加入菠菜碎和罗勒叶碎，翻炒至它们变色。按需加盐调味。在食用前加入
柠檬汁，搅拌均匀。如果你愿意，可以再撒一些罗勒叶碎，淋一点儿酸奶。

---

**每份的营养统计数据：** 303 千卡热量，15 克蛋白质，47 克碳水化合物，7 克脂肪（其
中包含 4.5 克饱和脂肪），4 毫克胆固醇，7 克糖，10 克膳食纤维，931 毫克钠

**主要营养素：** 111% RDA 的维生素 C，46% RDA 的叶酸，31% RDA 的锌，36% RDA 的
维生素 $B_6$，31% RDA 的维生素 $B_1$，28% RDA 的铁

# 法式豆焖肉

...

## 6 人份

　　这是一道有益大脑健康的菜肴，它非常适合批量烹饪。豆类和蘑菇富含膳食纤维，它们使得这道菜饱腹感极强，能给你带来强烈的满足感。蘑菇和豆类一样，也是一种人们很容易忽视的健脑食物。蘑菇含有大量膳食纤维、钾和特有的植物营养素，目前很多学者在研究它们对大脑健康的影响。面包屑给这道菜增添了爽脆的口感，还为你提供了少量的锌和镁。（如果你喜欢这种口感，还可以尝试前文已经提及的羽衣甘蓝恺撒沙拉。）你也可以不使用鸡肉，把平菇和大北豆的用量加倍即可。如果想让菜肴更加丰盛，可以在烹饪时加入 200 克左右的意大利香肠。

1 汤匙橄榄油

450 克无骨、无皮鸡大腿肉，切成 3 厘
　米见方的小块

适量粗盐

适量现磨黑胡椒粉

1 个红葱头，去皮，切丁

230 克平菇，切块

2 根较大的胡萝卜，去皮，切丁

6 瓣大蒜，去皮，切末

1 罐（约 430 克）大北豆，洗净，沥去
　水分

1 罐（约 800 克）番茄丁

4 枝百里香

1 片月桂叶

1/2 茶匙干牛至碎

1/4 茶匙干红辣椒面

1/2 杯切碎的新鲜欧芹叶

4 汤匙无盐黄油

1 杯日式面包屑

1/2 杯南瓜子仁，细细切碎

1/2 杯擦碎的罗马绵羊奶酪

1. 用 1 茶匙粗盐和 1/4 茶匙黑胡椒粉给鸡肉调味。

2. 取一口直径 30 厘米、可入烤箱的锅（最好是铸铁锅），中火加热，倒入橄榄油。加入鸡肉，每面煎 3 分钟后盛出，没有熟透也没关系。

3. 锅里加入红葱头丁、平菇块和胡萝卜丁，翻炒片刻后煮 7~9 分钟，直至蘑菇里的水分蒸发。加入蒜末，再翻炒 30 秒。

*4.* 加入番茄丁、大北豆、鸡肉、百里香、月桂叶、牛至碎、干红辣椒面和1/2 茶匙粗盐。转中小火，炖约 10 分钟或炖至多余的水分蒸发，其间不时搅拌。加入欧芹叶碎，关火，用铲子将顶部抹平。

*5.* 在炖鸡肉的同时，中火加热一口小煎锅，放入黄油，待其熔化后倒入面包屑、南瓜子仁碎和 1/4 茶匙粗盐，搅拌均匀。加入奶酪碎，继续加热直至其熔化，搅拌均匀。

*6.* 先把面包屑混合物倒在鸡肉混合物上，然后连锅一起放入烤箱。烤20~25 分钟或烤至面包屑金黄。

*7.* 取出后冷却几分钟，将百里香和月桂叶取出并丢弃。享用吧！

---

**每份的营养统计数据：** 619 千卡热量，48 克蛋白质，53 克碳水化合物，25 克脂肪（其中包含 11.5 克饱和脂肪），110 毫克胆固醇，7 克糖，11 克膳食纤维，746 毫克钠

**主要营养素：** 65% RDA 的维生素 A，39% RDA 的维生素 C，25% RDA 的维生素 $B_1$，32% RDA 的叶酸，25% RDA 的维生素 $B_6$，22% RDA 的钾

# 红芸豆泥
...
**4 人份**

　　豆类虽然较便宜，但富含 B 族维生素、蛋白质、镁和对肠道菌群友好的膳食纤维，对大脑健康十分有益。学习煮干豆吧——无论是用明火烹饪，还是用电高压锅烹饪，都不会破坏豆类的营养价值。有机豆类罐头也是一个不错的选择。这个食谱里用的是芸豆，你也可以使用其他豆子，比如黑豆、意大利白豆（cannellini）或做传统豆泥所用的鹰嘴豆。先把大蒜放在柠檬汁里浸泡一会儿，蒜味就没有那么重了。如果加入辣椒，味道将更刺激。你可以将红芸豆泥和芹菜、胡萝卜等爽脆的蔬菜一起食用，也可以与你喜欢的全麦饼干搭配食用。

1/4 杯新鲜的柠檬汁

1 瓣大蒜，去皮

2 杯煮熟的红芸豆

1/4 杯芝麻酱

1 茶匙柠檬皮

1/2 茶匙粗盐

1/4 茶匙孜然粉

1 汤匙特级初榨橄榄油

1 汤匙切碎的南瓜子仁

*1.* 将柠檬汁和大蒜放入料理机，静置 10 分钟。

*2.* 依次把红芸豆、芝麻酱、柠檬皮、粗盐和孜然粉加入料理机，搅打至混合物顺滑，大约需要 20 秒。如果需要，可以加入 1 汤匙水。

*3.* 把打好的豆泥倒进一个碗里，淋上橄榄油，撒上切碎的南瓜子仁。

> **每份的营养统计数据：** 227 千卡热量，9 克蛋白质，19 克碳水化合物，14 克脂肪（其中包含 2 克饱和脂肪），2 克糖，8 克膳食纤维，254 毫克钠
>
> **主要营养素：** 34% RDA 的叶酸，26% RDA 的镁，25% RDA 的锌，21% RDA 的铁，11% RDA 的钾

# 软心巧克力球

...

**24 个**

现在是时候审视一下自己与黑巧克力之间的关系了。慢慢地，你要知道吃一些健康的零食对自己很重要。正如你已经了解的那样，黑巧克力对大脑健康非常有益，因为它含有黄烷醇、膳食纤维和多种矿物质。制作这款软心巧克力球时我使用了坚果、奇亚籽和全谷物，它们对大脑健康都十分有益。你可以根据自己的喜好随意搭配坚果酱和坚果，我最喜欢将杏仁酱和开心果搭配，或将花生酱和山核桃搭配。你如果认为自己的大脑需要更多的可可，可以在最后把软心巧克力球浸在巧克力酱里，或在表面撒上可可粉。

1/2 杯燕麦片　　　　　　　　3/4 杯腰果酱

1/2 杯无糖椰子片　　　　　　1 茶匙香草精

2 汤匙奇亚籽　　　　　　　　1/4 杯黑巧克力

1/8 茶匙粗盐　　　　　　　　1/2 杯可可碎

340 克（约 20 个）蜜枣，去核

1. 将燕麦片、椰子片、奇亚籽和粗盐放入料理机，搅打至混合物细碎。加入蜜枣、腰果酱和香草精，再次搅打，直至混合物开始变成一团。

2. 加入黑巧克力和可可碎，在脉冲模式（pulse）下搅打 15~20 次，将巧克力打碎，并使混合物均匀混合。

3. 取一小块巧克力面团，将其滚成球（大小以差不多能放在汤匙上为准）。重复此步骤，直到用完所有巧克力面团。

4. 将巧克力球放在铺有烘焙纸的烤盘上约 1 小时，直至其变硬。之后，将其装到一个密封容器里，放入冰箱冷藏。

5. 吃之前取出来在室温下放几分钟即可。

**每份（2 个）的营养统计数据：** 284 千卡热量，4 克蛋白质，34 克碳水化合物，16 克脂肪（其中包含 6 克饱和脂肪），22 克糖，6 克膳食纤维，70 毫克钠

**主要营养素：** 37% RDA 的镁，19% RDA 的锌，16% RDA 的铁，9% RDA 的钾，6% RDA 的硒

## ◎ 第 5 周：发酵食物

在过去的 4 周里，你已经在饮食里添加了一些有助于改善肠道菌群多样性的食物，因为很多食物中含有肠道菌群需要的膳食纤维。但若想不断地为肠道提供益生菌，你还需要在饮食中添加一些发酵食物。食用含有活性益生菌的开菲尔酸奶、普通酸奶、味噌和德国酸菜等发酵食物是补充益生菌的好方法。

其实，在某些国家的饮食文化中，一些发酵食物是主食。但是，传统的西式饮食文化并不重视发酵食物。你可能对发酵食物不太熟悉，没关系，接下来我将告诉你如何在你每周的饮食中添加 3 ~ 5 份发酵食物，从而改善肠道菌群多样性，促进大脑健康。

### 如何开始

你喜欢吃发酵食物吗？你喜欢哪一种呢？你可以把哪些菜肴里的传统乳品替换成开菲尔酸奶或普通酸奶呢？后面介绍的花生酱可可思慕雪是一个不错的开始。谁不喜欢可口的健脑鲁宾三明治呢？只要加一些德国酸菜，你就可以把一顿饭变成健脑餐。

### 提示和技巧

你很容易就可以把开菲尔酸奶或普通酸奶添加到早餐思慕雪中，将味噌和南瓜泥搭配或将烤猪排和德国酸菜搭配，也是不错的做法。

## 挑战

如果你不够了解发酵食物，可能在一开始遇到困难。你要确保自己不要不小心买了含糖等添加剂（包括防腐剂）的发酵食物。此外，一定要购买带有活菌的发酵食物，它们通常放在超市的冷藏柜里，而非腌制食品的货架上——那里的食品中都添加了醋。

一定要选择全脂、原味、无糖的开菲尔酸奶和普通酸奶。你可以用蜂蜜、浆果或一点儿黑巧克力来增加菜肴的甜味。

### 反思

在进入第 6 周之前，请思考以下问题。

1. 你完成本周的目标了吗？吃了 3 ~ 5 份发酵食物吗？

2. 祝贺你取得成功！你用什么方法帮助自己实现了这一目标？你还有哪些策略可以用来帮助自己完成下周的目标？

3. 你有尝试照着食谱进行烹饪吗？你觉得自己需要锻炼哪些技能，以便更好地烹饪发酵食物呢？

4. 你怎样才能更好地继续在你的饮食中添加发酵食物呢？

# 发酵食物

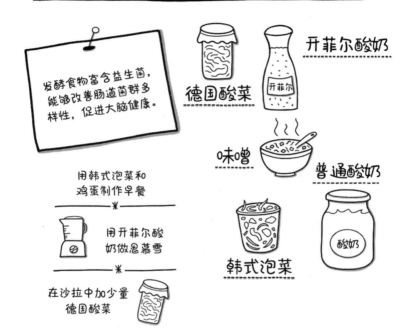

发酵食物富含益生菌，能够改善肠道菌群多样性，促进大脑健康。

德国酸菜

开菲尔酸奶

开菲尔

味噌

普通酸奶

酸奶

韩式泡菜

用韩式泡菜和鸡蛋制作早餐

用开菲尔酸奶做思慕雪

在沙拉中加少量德国酸菜

# 花生酱可可思慕雪

...

## 1 杯

通过饮食战胜抑郁症和焦虑症，意味着你要吃更多的豆类、蔬菜等有益大脑健康的食物，比如这款思慕雪里的可可豆和花生酱。食欲和精神状态不佳的时候，可以喝一杯花生酱可可思慕雪，为大脑补充营养。如果你觉得开菲尔酸奶太酸，即使添加了香蕉也还是较酸，可以再加一个枣或少量蜂蜜。你也可以在原料里加一点儿普通酸奶来调节思慕雪的稠度。如果你忘记冷冻香蕉，可以加几块冰。

3/4 杯原味、全脂的开菲尔酸奶

1/4 杯水

1 杯新鲜菠菜

1 根香蕉，去皮，切成长 3 厘米的段，
　　冷冻

2 汤匙可可粉

2 汤匙花生酱

2 个巴西坚果仁

1/4 茶匙杏仁提取物

1 茶匙可可豆，用于装饰

依次将开菲尔酸奶、水、菠菜、香蕉、可可粉、花生酱、巴西坚果仁和杏仁提取物放入大功率搅拌机，搅打 30 ~ 45 秒或打至混合物顺滑。倒入玻璃杯，撒上可可豆后即可享用。

**每份（1 杯）的营养统计数据:** 515 千卡热量，19 克蛋白质，56 克碳水化合物，24.5 克脂肪（其中包含 5 克饱和脂肪），9 毫克胆固醇，30 克糖，9 克膳食纤维，229 毫克钠

**主要营养素:** 283% RDA 的硒，64% RDA 的镁，54% RDA 的维生素 $B_6$，27% RDA 的钾，65% RDA 的维生素 A，23% RDA 的维生素 $B_{12}$

# 浆果思慕雪

...

**1 杯**

浆果被认为对大脑有益是有原因的，它们含糖量低且富含植物营养素，有助于改善大脑健康。浆果对健康的益处人尽皆知，相比之下，健脑思慕雪中的坚果和种子就低调多了——它们可以为你提供膳食纤维和缓释型碳水化合物，平衡水果中的糖分。开菲尔酸奶含有更多的益生菌，有助于保持肠道菌群均衡、缓解炎症和改善心理健康。

3/4 杯原味、全脂的开菲尔酸奶

1/3 杯白豆

1/3 杯水

1½ 杯冷冻的蓝莓

1/2 根香蕉，去皮

1/2 杯切碎的熟菠菜

2 汤匙生杏仁（无盐）

2 汤匙生南瓜子仁（无盐）

依次将开菲尔酸奶、白豆、水、蓝莓、香蕉、菠菜、杏仁和南瓜子仁放入大功率搅拌机，搅打 30～45 秒或打至混合物顺滑。倒入玻璃杯后即可享用。

> **每份（1 杯）的营养统计数据：**461 千卡热量，19 克蛋白质，64 克碳水化合物，18 克脂肪（其中包含 3 克饱和脂肪），9 毫克胆固醇，36 克糖，14 克膳食纤维，96 毫克钠
>
> **主要营养素：**89% RDA 的镁，70% RDA 的维生素 A，45% RDA 的叶酸，32% RDA 的钾，25% RDA 的维生素 C

# 有益大脑的思慕雪

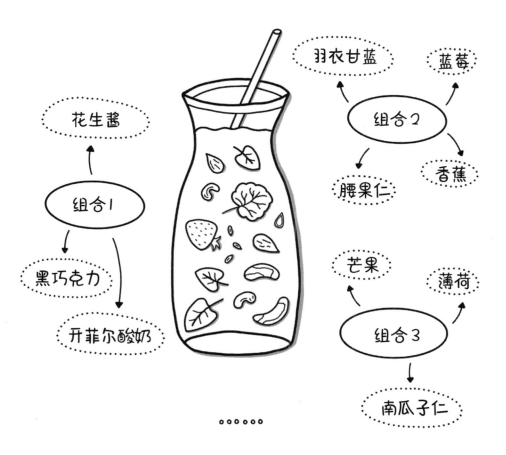

花生酱

组合1

黑巧克力

开菲尔酸奶

羽衣甘蓝

蓝莓

组合2

腰果仁

香蕉

芒果

薄荷

组合3

南瓜子仁

# 味噌南瓜汤

...

## 4 人份

汤是对抗抑郁症和焦虑症的饮食的重要组成部分。汤通常营养丰富，有助于舒缓心情。我把南瓜和味噌酱（一种经过发酵的大豆酱）搭配起来，来为你提供更多的蛋白质、膳食纤维和益生菌。没有手持式搅拌器？没关系，可以等汤冷却后分批倒入搅拌机中搅打。

2 汤匙椰子油或橄榄油

1 个中等大小的黄洋葱，去皮，切碎

4 瓣大蒜，去皮，切末

1 个（1.1 千克）中等大小的南瓜，去皮，切小块

5 杯低钠蔬菜高汤

1/4 杯生腰果仁

2 汤匙酱油

适量粗盐

1/4 杯白味噌酱

1 个青柠，榨汁（约 2 汤匙）

1. 取一口较大的厚底锅，中火加热，倒入椰子油（或橄榄油）。加入洋葱碎，翻炒 3～4 分钟，直到洋葱变软。加入蒜末，翻炒片刻。加入南瓜块、高汤、腰果仁、酱油和 1/2 茶匙粗盐。转大火，煮至混合物沸腾。转中小火，盖上锅盖，继续煮 20～30 分钟，直至南瓜变得非常软。

2. 关火，加入白味噌酱和青柠汁，用手持式搅拌器搅打至混合物顺滑。如果需要，可以加入更多的高汤来调节汤的稠度。

---

**每份的营养统计数据**：284 千卡热量，6 克蛋白质，46 克碳水化合物，10.5 克脂肪（其中包含 6 克饱和脂肪），12 克糖，7 克膳食纤维，1 064 毫克钠

**主要营养素**：215% RDA 的维生素 A，87% RDA 的维生素 C，27% RDA 的维生素 $B_1$，23% RDA 的钾，39% RDA 的维生素 $B_6$

# 煎猪排配李子和洋葱

...

## 4 人份

猪肉和德国酸菜是经典的搭配。这道菜肴味道丰富，且富含维生素 $B_1$、锌和维生素 $B_{12}$。如果希望菜肴的饱腹感强一点儿，可以加少量糙米或法罗小麦。这个食谱仅供参考——你可以将其中的原料换成当季的食材或你现有的食物，你可以用黄洋葱代替紫洋葱，用其他任何核果代替李子。别忘记配着德国酸菜吃，它可以平衡李子的甜味，还能为你提供很多益生菌。你最好从当地牧场购买猪肉。

4 块（厚约 4 厘米的）无骨猪排　　　　4 个较大的李子，去皮，去核，切丁
适量粗盐　　　　　　　　　　　　　1 汤匙苹果醋
适量现磨黑胡椒粉　　　　　　　　　1 汤匙无盐黄油
2 汤匙橄榄油　　　　　　　　　　　适量第戎芥末酱
1 个紫洋葱，去皮，切丁　　　　　　适量德国酸菜
4 瓣大蒜，去皮，切薄片

*1.* 在猪排表面抹足量的粗盐和现磨黑胡椒粉（用量比你想象中的更多），在室温下放置 30 分钟。

*2.* 取一口直径 30 厘米的平底锅（最好是铸铁锅），中大火加热。加入 1 汤匙橄榄油，加热 30 秒。打开抽油烟机，因为煎猪排会产生很多油烟。放入猪排，每面煎 3 分钟。如果表面看起来还是粉红色的，每面再煎 30 秒左右。盛出猪排。

*3.* 转中火，待锅的温度降下来后加入 1 汤匙橄榄油、洋葱丁和大蒜片。撒一些粗盐和现磨黑胡椒粉调味，翻炒片刻后煮约 5 分钟或煮至洋葱变软但没有烂，其间不时搅拌。加入李子丁，煮 3~4 分钟或煮至李子变软但没有变成糊。关火，移开平底锅，在锅里加醋、黄油和 2 茶匙第戎芥末酱，搅拌均匀。

*4.* 如果需要，将煎猪排放入温热的李子和洋葱的混合物中，使其变热。

$5.$ 出锅。将煎猪排放在李子和洋葱的混合物上，再淋少量第戎芥末酱，旁边备适量德国酸菜。

---

**每份的营养统计数据：** 551 千卡热量，56 克蛋白质，12 克碳水化合物，31 克脂肪（其中包含 8 克饱和脂肪），178 毫克胆固醇，8 克糖，2 克膳食纤维，409 毫克钠

**主要营养素：** 155% RDA 的硒，106% RDA 的维生素 $B_1$，94% RDA 的锌，94% RDA 的维生素 $B_6$，60% RDA 的维生素 $B_{12}$

---

# 泡菜煎饼
...
## 4 人份

这款好吃的煎饼能够安抚你的情绪、丰富你的肠道菌群，还能让你吃到更多的蔬菜和水果。韩式泡菜由卷心菜发酵而成，你可以在超市里找到不同种类的韩式泡菜。吃这款泡菜煎饼有助于你习惯泡菜的味道。

**煎饼**

1 个较大的鸡蛋

$1\frac{1}{4}$ 杯通用面粉

1/3 杯水

1 杯韩式泡菜，细细切碎

1 杯红色彩椒，去籽，切成 4 厘米长的
　细丝

1 汤匙泡菜汁

2 汤匙米醋

1 汤匙低钠酱油

1 茶匙芝麻

1/2 茶匙粗盐

适量牛油果油

**蘸酱**

2 汤匙普通酱油或椰子酱油

2 汤匙米醋

1 茶匙蜂蜜

1/4 茶匙芝麻

$1.$ 在一个大碗里打入鸡蛋，加面粉、水、泡菜汁、米醋、酱油、泡菜碎、彩椒丝、芝麻和粗盐，搅拌均匀。如果需要，可以少量多次加水调节面糊的

黏稠度，每次加 1 汤匙水，直到面糊浓稠但仍然具有流动性。

2. 将面糊静置 5 分钟。

3. 中火加热一口大煎锅，淋入 1 汤匙牛油果油。

4. 倒入 1/4 杯面糊，转动煎锅使面糊均匀地覆盖锅内表面。煎 2~3 分钟或煎至下表面金黄，翻面，再煎 2~3 分钟。

5. 重复步骤 3 和步骤 4，直到煎完所有煎饼。（一次调 2~3 杯面糊，能煎 8 个煎饼。）

6. 煎煎饼的同时，调制蘸酱——将酱油、米醋、蜂蜜和芝麻放在一个中等大小的碗里，搅拌均匀。

---

**每份（2个）的营养统计数据:** 258 千卡热量，7 克蛋白质，37 克碳水化合物，9 克脂肪（其中包含 1.5 克饱和脂肪），44 毫克胆固醇，6 克糖，2 克膳食纤维，734 毫克钠

**主要营养素:** 39% RDA 的维生素 C，23% RDA 的叶酸，17% RDA 的铁，19% RDA 的维生素 $B_1$，13% RDA 的维生素 $B_{12}$

---

# 健脑鲁宾三明治
...
## 1 人份

是的，你可以在家自己制作富含益生菌的鲁宾三明治。这款三明治是下雨天的最佳食物，其中的德国酸菜和酸面包可以为你提供益生菌。可以用它搭配蔬菜沙拉或味增南瓜汤食用。涂抹蛋黄酱是煎三明治的好办法，这样就不需要额外的食油了。

2 片厚切培根

1 汤匙蛋黄酱

2 片酸面包

30 克马苏里拉奶酪碎

1/3 杯细细切碎的德国酸菜

1/3 杯芝麻菜

60 克白切达奶酪碎

*1.* 烤箱预热至 200℃。

*2.* 烤盘上铺一张烘焙纸，放上培根，放入烤箱烤 15 ~ 18 分钟或将培根烤至你喜欢的酥脆度。用厨房纸吸去培根表面的油。

*3.* 在面包的两面都涂一层蛋黄酱，然后将它们放在砧板上。在其中一片面包上铺一层马苏里拉奶酪碎。挤去酸菜中多余的水分，将酸菜铺在马苏里拉奶酪上。放上培根（2 片培根可以并排放，也可以叠放，只要能完全覆盖面包片即可），然后依次放上芝麻菜和切达奶酪碎，盖上另一片面包。

*4.* 取一口平底锅，中小火加热。放入三明治，用锅铲轻轻按压，煎 5 ~ 7 分钟，直至下面的面包底面金黄。小心地翻面，再煎 5 ~ 7 分钟，直至面包表面金黄。

*5.* 盛出后静置几分钟，一切两半。享用吧！

**每份的营养统计数据：** 721 千卡热量，49 克蛋白质，55 克碳水化合物，37.5 克脂肪（其中包含 17 克饱和脂肪），122 毫克胆固醇，5 克糖，1 643 毫克钠，4 克膳食纤维

**主要营养素：** 126% RDA 的硒，64% RDA 的维生素 $B_1$，43% RDA 的叶酸，28% RDA 的铁，50% RDA 的维生素 $B_{12}$

## ◎ 第6周：强化与食物之间的联系

　　虽然每个人对食物的看法都不一样，但大多数人的饮食都存在一个问题，那就是越来越偏离天然食物。我们去超市买预包装食品，根本不考虑它们来自哪里，也从不考虑如何才能更好地与当地的食品生产基地联系起来。当你明白了饮食的重要性，知道如何通过饮食来战胜抑郁症和焦虑症，想方设法与食物建立联系是很重要的。无论是定期自带食物参加家庭聚餐，还是在当地的农贸市场当志愿者，抑或是入资社区支持农业计划，都可以让你获得新鲜的蔬菜。吃纯天然的食物可以帮助你与周围的人建立紧密的联系，这对你的心理健康来说就和你摄入的营养一样重要。

　　人类在本质上是社会性的。毫无疑问，被孤立和感到孤独大大增加了我们患抑郁症的风险，缩短了我们的寿命，也降低了我们的生活质量。在完成6周饮食计划后，你就成了一个团体中的一员（这个团体致力于帮助你通过饮食重拾快乐），这对滋养你的大脑、疏导你的心理至关重要。这也是为什么我希望你每周都达成一个饮食目标，以此建立你与食物之间的联系，养成良好的饮食习惯。

　　多年来，我与和我们的营养摄入情况密切相关的土地、农场和相关人员建立了联系，我感觉自己与食物之间的联系更加紧密了。对我来说，从我父母搬到农场开始，一切都发生了巨大的改变。之后，我作为一个"吃货"所走的每一步，从大学的食品合作社到阿丙顿公园菜市场（在这里，我重建了与羽衣甘蓝等新鲜农产品的联系），都有助于我巩固自己的心理健康以及构建自己与食物之间的联系。

## 如何开始

你的社区是否与当地的食物供应商合作？你是否通过社区购买食物？你附近有农贸市场吗？你是否可以参与附近的社区支持农业计划？有什么社区活动或其他活动既是你喜欢的，又可以让你与人打交道呢？

## 提示和技巧

找到当地的食物源有助于你长久地保持良好的饮食习惯。如果你需要找一找自己周围的农贸市场，耐心一点儿。而且，你应该思考一下，到目前为止，在探索食物的过程中，你是不是更注重效率而非强化与食物的联系。去当地的农贸市场购买食物是一个不错的选择，你还可以与当地的农民和食物供应商直接交易。如果你正在尝试吃更多新鲜的农产品，可以先买少许或参与社区支持农业计划。你可以了解你附近的海鲜市场和肉铺，问问它们的特色是什么。查一下本地农场是否设置了志愿者日，报名参加附近的餐馆或学校开设的烹饪课。有很多有意思的方法可以加深你和食物之间的联系，并让你在这个过程中成为一个更专业和更自信的"吃货"。

## 挑战

建立全新的联系、探索全新的世界可能让你产生焦虑感，尤其是你不在状态的时候。但是，如果我们不每天采取一点点行动建立自己与食物之间的联系，要想让自己和食物联系紧密似乎就成了一项不可能实现的、十分艰巨的任务。就像在每周的饮食中加入更多营养丰富的食物一样，建立自己和食物之间的联系也是"一口一口"进行的。不要把它弄得太复杂。记住，多在家做饭是你前进的标志。

## 反思

1. 你完成本周的目标了吗？你做了些什么来帮助自己养成良好的饮食习惯呢？

2. 祝贺你取得成功！你用什么方法帮助自己实现了这一目标？你还有哪些策略可以用来帮助自己完成下周的目标？

3. 你有没有和别人分享你的食谱或美食？

4. 你怎样才能更好地保持健康的饮食习惯，加深你与食物之间的联系呢？

# 你与食物的联系

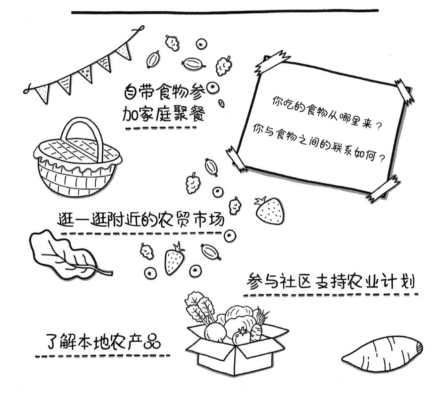

自带食物参加家庭聚餐

你吃的食物从哪里来？
你与食物之间的联系如何？

逛一逛附近的农贸市场

参与社区支持农业计划

了解本地农产品

## ◎ 成长的坚实基础

我在前文已经提过，在过去的 10 年里，治疗抑郁症和焦虑症的方法发生了根本性变化——结果是惊人的，食物真的是良药。如果你已经完成了 6 周饮食计划，我希望你感受到了一些积极的变化，比如饮食改善了你的情绪或者增强了你的信心。你现在拥有一套强大的工具，它们可以帮助你更好地照顾自己的身体、大脑和心理健康。制订这个饮食计划的目的是告诉你饮食确实会影响大脑健康——将营养密度非常高的各种食物搭配起来，设计出营养丰富的饮食，能够促进大脑健康。现在，你有了行动计划，享受未来日子里的这段旅程吧！

永远不要忘记，你吃每一顿饭，都是让你的大脑进入"成长模式"、喂养肠道菌群、促进大脑处于最佳状态的机会。如果你继续吃更多营养丰富的食物，你的感觉会更好，这不仅因为你的大脑拥有了一些必需的营养素，而且因为你意识到自己正在有意地改善自己的健康和情绪。你拥有了成为真正的营养指导师所需的知识和信心。

一年之后，或者在下一个十年，我希望你能不断回顾这个饮食计划，并真正理解为什么饮食会影响大脑健康，从而影响你的心理健康。改善你的大脑健康，就是在保护自己最重要的资产。你现在知道了饮食背后的科学，你花时间更好地了解了自己的饮食，以及你可能面临的挑战。通过实施 6 周饮食计划，你已经获得了专业知识，吃得更开心，且吃得更有目的。以后的每一天，当你坐下来吃饭时，你其实就是在采取行动治疗抑郁症和 / 或焦虑症，改善自己的心理和身体健康。

## 反思

请思考以下问题。

1.现在，你已经完成了 6 周饮食计划，感觉如何？

2.你实现你的目标了吗？

3.祝贺你取得成功！还有什么方法可以帮助你更好地养成良好的饮食习惯呢？哪些方法的效果不太好？

4.你有尝试照着食谱进行烹饪吗？你觉得自己还需要锻炼哪些技能呢？

5.你怎样才能让自己更好地建立和食物之间的联系呢？

6.你怎样才能继续在饮食中添加营养丰富的食物，从而改善心理和身体健康呢？

## 本章回顾

- 在实施 6 周饮食计划时，我建议你每周在饮食中添加一类食物。例如，第 1 周添加绿叶蔬菜，第 2 周添加彩虹色蔬菜和水果，第 3 周添加海鲜，第 4 周添加坚果、种子和豆类，第 5 周添加发酵食物，最后一周花时间与食物建立更紧密的联系。

- 在每周开始和结束时，都思考一下如何将特定的食物按照建议添加到饮食中。你该如何开始？可能面临哪些挑战？你可以设立哪些 SMART 目标来帮助自己？你的哪些方面还有待改善？

- 在 6 周饮食计划结束时，评估你的完成情况。有什么方法可以帮助你在饮食中添加更多营养丰富的食物吗？怎样才能更好地改善你的心理和身体健康呢？

# 致　谢

　　我要感谢过去和现在来找我的所有患者，没有你们，我不会获得如此多有关心理健康的知识，能为你们提供帮助是我的荣幸。我还要感谢为本书的科学基础做出贡献的世界各地的研究人员，开展有关心理健康和营养的高质量研究十分不易，你们的贡献我将铭记于心。虽然一直以来大家对吃什么对健康有利有很多不同的意见，但有一点现在越来越多的人达成了共识，那就是我们所吃的食物会影响我们的大脑健康和心理健康。在这里，我要特别感谢费利斯·杰卡的指导，感谢约翰·克赖恩和罗杰·麦金太尔和我进行面谈，以及其他许许多多在参考文献中出现的研究人员。劳拉·拉钱斯，感谢你和我一起打造"抗抑郁关键营养素清单"。埃米莉·迪恩斯，感谢你协助我进行有关营养学知识的思考和面向公众的科普写作。

　　在过去的几年里，我越来越注重食物对心理健康的作用。在一个强大的团队的支持下，我在全国各地进行演讲和开办研习班。谢谢社会工作硕士研究生萨曼莎·埃尔克里夫的协助，感谢你为我们的工作和诊所的顺利运行所做的一切。你的善良和积极的态度让我成为一个更好的人，你的临床洞察力让我成为一名更好的医生。谢谢你，珍妮·韦斯特，感谢你对我的所有支持！

感谢卡伦·里纳尔迪为这本书的出版所做的贡献。没有她对我的信任，不是她相信食物作为药物的功效，就没有这本书。对我来说，卡伦就像一颗星星，代表着品质、承诺和希望。她也是一个不错的共进午餐的对象。谢谢你，黑利·斯旺森，感谢你对本书进行编辑，也感谢丽贝卡·拉斯金、莱达、彭妮、索菲娅和整个哈珀波团队，感谢你们为这本书的畅销所做的努力。

作为一名医生，我一直不知道怎么写作，这一度让我非常沮丧。多亏了凯特·苏克尔的帮助，谢谢你！凯特琳·维泰克和我是在网上认识的，当时她根据我的博客文章画了一张插图，这幅图信息量很大，效果很好，我很喜欢。自那时起，凯特琳创作了许多有关大脑健康和营养的插图，其中许多都是为这本书创作的。向你的创造力致敬。我的代理人乔伊·图特拉和大卫·布莱克经纪公司一直在鞭策我，感谢你们始终如一地支持我。

感谢多年来在心理健康领域给我帮助的心理治疗师和朋友，特别是精神分析师罗恩·普杜，感谢你耐心与我沟通。

我在心理健康领域的同事对我的工作也给予了大力支持。感谢哥伦比亚大学精神病学专业的同事，尤其是劳埃德·赛德勒、德博拉·卡巴尼斯和主席杰夫·利伯曼。与美国精神病学协会沟通委员会的合作让我意识到，我们可以就心理健康问题与公众进行更好的沟通。当我的几位同事和朋友迈出一大步时，这本书似乎变得更重要了。我曾与心理健康领域的许多年轻的、富有创造力的医生一起工作，给我印象最深的是用手中的笔掀起了一场风暴的格雷格·斯科特·布朗和杰西·戈尔德。我备受鼓舞。

没有什么是横空出现的。感谢许多鼓励过我的媒体，我非常享受创作的整个过程，我对现代媒体有了更多的了解。感谢里奇·多蒙特、斯宾塞·杜考夫、马蒂·姆森、诺娅·阿米诺斯哈利以及《男性健康》（Men's Health）团队，我为这本杂志担任顾问。感谢我的医景网团队，特别是我的编辑布雷特·什捷特卡、约翰·罗德里格斯和莉兹·内波伦。我很幸运，健康领域的许多大师为我提供了极具建设性的意见，梅利塞·戈鲁拉、马克·海曼、德赫鲁·普鲁希特、杰森、科琳·瓦格布、大卫·鲍莉、吉姆·高登、凯西·斯威夫特和克里帕鲁，感谢你们！感谢心身医学中心、欧米伽研究所和TEDx等给我提供的帮助。感谢玛利亚·施莱弗、安妮·芬恩和女性阿尔茨海默病运动。如今，人们谈及心理健康问题时不再遮遮掩掩，这让我备受鼓舞。感谢所有在心理健康、生理健康领域做出贡献的人。

感谢玛西亚·卢克斯、杰瑞特、埃米特和韩娜德和我一起度过的时光，感谢伊恩·麦克斯帕登的支持，感谢丹·赫扎诺夫斯基的帮助。感谢NYC团队，我们有朝一日会再次合作的。我很幸运在印第安纳州克劳福德县拥有一个互相关怀的社区，感谢麦克斯帕登、霍华德和汀布莱克为我们的孩子进行科普。感谢尼古拉·奥尔福德和大旋涡谷仓家族帮助我找到生活的重心。

最后，我要感谢我的家人为我和我的工作所做的牺牲。创作很难，容易让我变得神经质——有时过于专注，但有时又容易分心。这本书写于COVID-19大流行期间，当时我们在印第安纳州南部的家庭农场隔离。我与我的父母、妻子和两个孩子以及我们的一群鸡一起生活，是我的家人让我有空间和精力继续我的工作——远程问诊和不断学习新东西。感谢露西，感谢你的热情和笑声，在整本书的创作过程中你投入的热爱，以及你对我和我的理想的坚定支持。感谢格里塔和佛利斯特，感谢你们让我找到了生活中最重要的东西，感谢你们与我分享生活的乐趣。

亲爱的读者，我希望这本书对你有所帮助，让你知道野生三文鱼、芝麻菜和豆类等食物的重要性。几个月以来我想写的东西，都在这本书里。衷心地祝愿你战胜疾病，保持身心健康。

# 参考文献

### 第 1 章  关于饮食促进心理健康的最新研究

[1] D. S. Baldwin et al., "Efficacy of Drug Treatments for Generalized Anxiety Disorder: Systematic Review and Meta- Analysis," *British Medical Journal* 342 (2011): https://doi.org/10.1136/bmj.d1199.

[2] J. C. Felger et al., "Inflammation Is Associated with Decreased Functional Connectivity within Corticostriatal Reward Circuitry in Depression," *Molecular Psychiatry* 21 (2016): 1358–65, https://www .nature.com/articles/mp2015168.

[3] S. J. Leu et al., "Immune-Inflammatory Markers in Patients with Seasonal Affective Disorder: Effects of Light Therapy," *Journal of Affective Disorders* 63, no. 1–3 (2001): 27–34, https://www.sciencedirect .com/science/article/abs/pii/S0165032700001658.

### 第 2 章  12 种可改善大脑健康的营养素

[1] A. Sánchez- Villegas et al., "Association of the Mediterranean Dietary Pattern with the Incidence of Depression: The Seguimiento Universidad de Navarra/University of Navarra Follow- up (SUN) cohort," *Arch Gen Psychiatry*, 66 no. 10 (October 2009): doi: 10.1001 /archgenpsychiatry.2009.129.

[2] C. T. McEvoy et al., "Neuroprotective Diets Are Associated with Better Cognitive Function: The Health and Retirement Study," *Journal of the American Geriatric Society* 65, no. 8 (2017): 1857–62, https://www.ncbi.nlm.nih.gov/pmc/articles/PMC5633651/.

[3] P. Khanna et al., "Nutritional Aspects of Depression in Adolescents— A Systematic Review," *International Journal of Preventative Medicine* (April 3, 2019): doi: 10.4103/ijpvm.IJPVM_400_18, https://www.ncbi .nlm.nih.gov/pmc/articles/PMC6484557/.

[4] H. M. Francis et al., "A Brief Diet Intervention Can Reduce Symptoms of

Depression in Young Adults— A Randomized Controlled Trial," *PLoS One* (October 9, 2019): https://doi.org/10.1371/journal .pone.0222768.

[5] H. M. Francis et al., "A Brief Diet Intervention."

[6] S. J. Torres et al., "Dietary Electrolytes Are Related to Mood," *British Journal of Nutrition* 100, no. 5 (2008): 1038–45, https://www.ncbi .nlm.nih.gov/ pubmed/18466657.

### 第3章　如何培养新的脑细胞

[1] M. Zhao et al., "BDNF Val66Met Polymorphism, Life Stress and Depression: A Meta-Analysis of Gene-Environment Interaction," *Journal of Affective Disorders* 227 (2018): 226–35, https://www.ncbi.nlm.nih.gov/ pubmed/29102837.

[2] J. C. Felger et al., "Inflammation Is Associated with Decreased Functional Connectivity within Corticostriatal Reward Circuitry in Depression," *Molecular Psychiatry* 21 (2016): 1358–65, https://www .nature.com/articles/ mp2015168.

[3] G. Addolorato et al., "Anxiety but Not Depression Decreases in Coeliac Patients after One-Year Gluten-Free Diet: A Longitudinal Study," *Scandinavian Journal of Gastroenterology* 36, no. 5 (2001): 502–06, doi: 10.1080/00365520119754.

[4] Y. Liao et al., "Efficacy of Omega-3 PUFAs in Depression: A Meta- Analysis," *Translational Psychiatry* 9 (2019): 190, https://www.ncbi .nlm.nih.gov/pmc/ articles/PMC6683166/.

### 第4章　优化胃肠道，促进心理健康

[1] N. Sudo et al., "Postnatal Microbial Colonization Programs the Hypothalamic-Pituitary- Adrenal System for Stress Response in Mice," *Journal of Physiology* 558, no. 1 (2004): 263–75, https://www.ncbi.nlm .nih.gov/ pubmed/15133062.

[2] A. Madan et al., "The Gut Microbiota Is Associated with Psychiatric Symptom Severity and Treatment Outcome among Individuals with Serious Mental Illness," *Journal of Affective Disorders* 264 (2020): 98–106, https:// www.sciencedirect.com/science/article/abs/pii/S0165032719323523.

[3] G. Winter et al., "Gut Microbiome and Depression: What We Know and What We Need to Know," *Reviews in the Neurosciences* 29, no. 60 (August 28, 2018): 629–43, https://www.ncbi.nlm.nih.gov/pubmed /29397391.

[4] A. P. Allen et al., "Bifidobacterium longum 1714 as a Translational Psychobiotic: Modulation of Stress, Electrophysiology, and Neurocognition in Healthy Volunteers," *Translational Psychiatry* 6, no. 11 (November 1, 2016): e939, https://www.ncbi.nlm.nih.gov /pubmed/27801892.

[5] H. Wang et al., "Bifidobacterium longum 1714 Strain Modulates Brain Activity of Healthy Brains during Social Stress," *American Journal of*

*Gastroenterology* 114 (2019): 1152–62 doi: 10.14309 /ajg.0000000000000203.

[6]   N. W. Bellano et al., "Enterochromaffin Cells Are Gut Chemosensors That Couple to Sensory Neural Pathways," *Cell* (2017): doi: 10.1016/j .cell.2017.05.034.

[7]   C. González- Arancibia et al., "Do Your Gut Microbes Affect Your Brain Dopamine?," *Psychopharmacology* 236, no. 5 (2019): 1611–22, https://www. ncbi.nlm.nih.gov/pubmed/31098656.

[8]   C. Fülling et al., "Gut Microbe to Brain Signaling: What Happens in Vagus . . . ," *Neuron* 101 (2019): 998–1002. https://doi.org/10.1016/j .neuron.2019.02.008

[9]   M. Pirbaglou et al., "Probiotic Supplementation Can Positive Affect Anxiety and Depressive Symptoms: A Systematic Review of Randomized Controlled Trials," *Nutrition Research* 36, no. 9 (2016): 889–98, https://www.ncbi.nlm. nih.gov/pubmed/27632908.

[10] M. Pirbaglou et al., "Probiotic Supplementation."

## 第 5 章　治疗抑郁症和焦虑症的最佳食物

[1]   C. Marques et al., "Gut Microbiota Modulation Accounts for the Neuroprotective Properties of Anthocyanins," *Scientific Reports* 8 (2018): 11341, https://doi.org/10.1038/s41598-018-29744-5.

[2]   S. E. Jackson et al., "Is There a Relationship Between Chocolate Consumption and Symptoms of Depression? A Cross-Sectional Survey of 13,626 US Adults." *Depress Anxiety* 36, no. 10 (2019): 987–95, https://doi.org/10.1002/ da.22950.

[3]   A. M. Brickman et al. "Enhancing Dentate Gyrus Function with Dietary Flavanols Improves Cognition in Older Adults," *Nature Neuroscience* 17, no. 12 (2014): 1798–1803.

[4]   C. Tsang et al. "Effect of Polyphenol- Rich Dark Chocolate on Salivary Cortisol and Mood in Adults," *Antioxidants* 8, no. 6 (2019): 149, https://doi. org/10.3390/antiox8060149.

## 第 6 章　"吃货"面临的挑战

[1]   K. E. Bradbury, N. Murphy, and T. J. Key, "Diet and Colorectal Cancer in UK Biobank: A Prospective Study," International *Journal of Epidemiology* 49, no. 1 (February 2019): 246–58, https://academic .oup.com/ije/advance- article/ doi/10.1093/ije/dyz064/5470096.

[2]   S. Takenaka et al., "Feeding Dried Purple Laver (Nori) to Vitamin B12– Deficient Rats Significantly Improves Vitamin B12 Status," *British Journal of Nutrition* 85, no. 6 (2001): 699–703, doi: 10.1079/bjn2001352.

[3]   F. Watanabe et al., "Vitamin B12–Containing Plant Food Sources for Vegetarians," *Nutrients* 6, no. 5 (2014): 1861–73, https://doi.org /10.3390/ nu6051861.

[4] "Added Sugar in the Diet," *The Nutrition Source*, Harvard T.H. Chan School of Public Health, https://www.hsph.harvard.edu/nutritionsource/carbohydrates/added- sugar- in- the- diet/.

[5] A. Knüppel et al., "Sugar Intake from Sweet Food and Beverages, Common Mental Disorder and Depression: Prospective Findings from the Whitehall II Study," *Scientific Reports* 7, no. 6287 (2017): https://www.nature.com/articles/s41598-017-05649–7.

### 第7章　自己治愈自己吧!

[1] G. T. Doran, "There's a S.M.A.R.T. Way to Write Managements' Goals and Objectives," *Management Review* 70 (1981): 35–36.

### 第9章　6周饮食计划和食谱

[1] Nutritional values were calculated using USDA data and percentages are based on the Dietary Reference Goals for women aged 31-50. The United States does not have an established recommendation for omega-3 fats. 500mg per day of combined EPA+DHA was used in the same method as employed in Eat Complete and based on international recommendations. For more information on Dietary Reference Goals see: https://health.gov/our-work/food-nutrition /2015-2020-dietary-guidelines/guidelines/appendix-7/.